"十二五"职业教育国家规划立项教材

国家卫生和计划生育委员会"十二五"规划教材

全国中等卫生职业教育教材

供营养与保健专业用

特殊人群营养

主　编　冯　峰

编　者（以姓氏笔画为序）

占颖鹏（江西省南昌市卫生学校）

冯　峰（河南省郑州市卫生学校）

邬丽华（河南省郑州市卫生学校）

孙永成（河南省新乡卫生学校）

宋怀玉（河南省郑州市卫生学校）

人民卫生出版社

图书在版编目（CIP）数据

特殊人群营养/冯峰主编.—北京：人民卫生出版社,2015
ISBN 978-7-117-21600-5

Ⅰ.①特…　Ⅱ.①冯…　Ⅲ.①营养学-医学院校-教材
Ⅳ.①R151

中国版本图书馆 CIP 数据核字（2015）第 250247 号

人卫社官网　www.pmph.com	出版物查询，在线购书
人卫医学网　www.ipmph.com	医学考试辅导，医学数据库服务，医学教育资源，大众健康资讯

特殊人群营养

主　　编：冯　峰

出版发行：人民卫生出版社（中继线 010-59780011）

地　　址：北京市朝阳区潘家园南里 19 号

邮　　编：100021

E - mail：pmph @ pmph.com

购书热线：010-59787592　010-59787584　010-65264830

印　　刷：三河市宏达印刷有限公司（胜利）

经　　销：新华书店

开　　本：787×1092　1/16　印张：9

字　　数：225 千字

版　　次：2016 年 1 月第 1 版　2021 年 1 月第 1 版第 3 次印刷

标准书号：ISBN 978-7-117-21600-5/R・21601

定　　价：46.00 元

打击盗版举报电话：010-59787491　E-mail：WQ @ pmph.com
（凡属印装质量问题请与本社市场营销中心联系退换）

出版说明

为全面贯彻党的十八大和十八届三中、四中、五中全会精神,依据《国务院关于加快发展现代职业教育的决定》要求,更好地服务于现代卫生职业教育快速发展的需要,适应卫生事业改革发展对医药卫生职业人才的需求,贯彻《医药卫生中长期人才发展规划(2011—2020年)》《现代职业教育体系建设规划(2014—2020年)》文件精神,人民卫生出版社在教育部、国家卫生和计划生育委员会的领导和支持下,按照教育部颁布的《中等职业学校专业教学标准(试行)》医药卫生类(第二辑)(简称《标准》),由全国卫生职业教育教学指导委员会(简称卫生行指委)直接指导,经过广泛的调研论证,成立了中等卫生职业教育各专业教育教材建设评审委员会,启动了全国中等卫生职业教育第三轮规划教材修订工作。

本轮规划教材修订的原则:①明确人才培养目标。按照《标准》要求,本轮规划教材坚持立德树人,培养职业素养与专业知识、专业技能并重,德智体美全面发展的技能型卫生专门人才。②强化教材体系建设。紧扣《标准》,各专业设置公共基础课(含公共选修课)、专业技能课(含专业核心课、专业方向课、专业选修课);同时,结合专业岗位与执业资格考试需要,充实完善课程与教材体系,使之更加符合现代职业教育体系发展的需要。在此基础上,组织制订了各专业课程教学大纲并附于教材中,方便教学参考。③贯彻现代职教理念。体现"以就业为导向,以能力为本位,以发展技能为核心"的职教理念。理论知识强调"必需、够用";突出技能培养,提倡"做中学、学中做"的理实一体化思想,在教材中编入实训(实验)指导。④重视传统融合创新。人民卫生出版社医药卫生规划教材经过长时间的实践与积累,其中的优良传统在本轮修订中得到了很好的传承。在广泛调研的基础上,再版教材与新编教材在整体上实现了高度融合与衔接。在教材编写中,产教融合、校企合作理念得到了充分贯彻。⑤突出行业规划特性。本轮修订紧紧依靠卫生行指委和各专业教育教材建设评审委员会,充分发挥行业机构与专家对教材的宏观规划与评审把关作用,体现了国家卫生计生委规划教材一贯的标准性、权威性、规范性。⑥提升服务教学能力。本轮教材修订,在主教材中设置了一系列服务教学的拓展模块;此外,教材立体化建设水平进一步提高,根据专业需要开发了配套教材、网络增值服务等,大量与课程相关的内容围绕教材形成便捷的在线数字化教学资源包,为教师提供教学素材支撑,为学生提供学习资源服务,教材的教学服务能力明显增强。

　　人民卫生出版社作为国家规划教材出版基地,有护理、助产、农村医学、药剂、制药技术、营养与保健、康复技术、眼视光与配镜、医学检验技术、医学影像技术、口腔修复工艺等24个专业的教材获选教育部中等职业教育专业技能课立项教材,相关专业教材根据《标准》颁布情况陆续修订出版。

营养与保健专业编写说明

2010年,教育部公布《中等职业学校专业目录(2010年修订)》,将卫生保健(0803)更名为营养与保健专业(100400),目的是面向医院、社区卫生保健机构、养老机构、学校、幼儿园以及餐饮、食品与保健品等行业,培养具有基础营养、公共营养、临床营养知识与技能,服务于健康人群、亚健康人群、疾病患者的德智体美全面发展的高素质劳动者和技能型人才。人民卫生出版社积极落实教育部、国家卫生和计划生育委员会相关要求,推进《标准》实施,在卫生行指委指导下,进行了认真细致的调研论证工作,规划并启动了教材的编写工作。

本轮营养与保健专业规划教材与《标准》课程结构对应,设置公共基础课(含公共选修课)、专业基础课、专业技能课(含专业核心课、专业选修课)教材。其中专业核心课教材根据《标准》要求设置共9种。

本轮教材编写力求贯彻以学生为中心、贴近岗位需求、服务教学的创新教材编写理念,教材中设置了"学习目标""病例/案例""知识链接""考点提示""本章小结""目标测试""实训/实验指导"等模块。"学习目标""考点提示""目标测试"相互呼应衔接,着力专业知识掌握,提高专业考试应试能力。尤其是"病例/案例""实训/实验指导"模块,通过真实案例激发学生的学习兴趣、探究兴趣和职业兴趣,满足了"真学、真做、掌握真本领"的新时期卫生职业教育人才培养新要求。

本系列教材将于2016年2月前全部出版。

全国卫生职业教育教学指导委员会

总序号	适用专业	分序号	教材名称	版次	主编	
1	护理专业	1	解剖学基础**	3	任 晖	袁耀华
2		2	生理学基础**	3	朱艳平	卢爱青
3		3	药物学基础**	3	姚 宏	黄 刚
4		4	护理学基础**	3	李 玲	蒙雅萍
5		5	健康评估**	2	张淑爱	李学松
6		6	内科护理**	3	林梅英	朱启华
7		7	外科护理**	3	李 勇	俞宝明
8		8	妇产科护理**	3	刘文娜	闫瑞霞
9		9	儿科护理**	3	高 凤	张宝琴
10		10	老年护理**	3	张小燕	王春先
11		11	老年保健	1	刘 伟	
12		12	急救护理技术	3	王为民	来和平
13		13	重症监护技术	2	刘旭平	
14		14	社区护理	3	姜瑞涛	徐国辉
15		15	健康教育	1	靳 平	
16	助产专业	1	解剖学基础**	3	代加平	安月勇
17		2	生理学基础**	3	张正红	杨汎雯
18		3	药物学基础**	3	张 庆	田卫东
19		4	基础护理**	3	贾丽萍	宫春梓
20		5	健康评估**	2	张 展	迟玉香
21		6	母婴护理**	1	郭玉兰	谭奕华
22		7	儿童护理**	1	董春兰	刘 俐
23		8	成人护理(上册)- 内外科护理**	1	李俊华	曹文元
24		9	成人护理(下册)- 妇科护理**	1	林 珊	郭艳春
25		10	产科学基础**	3	翟向红	吴晓琴
26		11	助产技术**	1	闫金凤	韦秀宜
27		12	母婴保健	3	颜丽青	
28		13	遗传与优生	3	邓鼎森	于全勇

续表

总序号	适用专业	分序号	教材名称	版次	主编	
29	护理、助产专业共用	1	病理学基础	3	张军荣	杨怀宝
30		2	病原生物与免疫学基础	3	吕瑞芳	张晓红
31		3	生物化学基础	3	艾旭光	王春梅
32		4	心理与精神护理	3	沈丽华	
33		5	护理技术综合实训	2	黄惠清	高晓梅
34		6	护理礼仪	3	耿洁	吴彬
35		7	人际沟通	3	张志钢	刘冬梅
36		8	中医护理	3	封银曼	马秋平
37		9	五官科护理	3	张秀梅	王增源
38		10	营养与膳食	3	王忠福	
39		11	护士人文修养	1	王燕	
40		12	护理伦理	1	钟会亮	
41		13	卫生法律法规	3	许练光	
42		14	护理管理基础	1	朱爱军	
43	农村医学专业	1	解剖学基础 **	1	王怀生	李一忠
44		2	生理学基础 **	1	黄莉军	郭明广
45		3	药理学基础 **	1	符秀华	覃隶莲
46		4	诊断学基础 **	1	夏惠丽	朱建宁
47		5	内科疾病防治 **	1	傅一明	闫立安
48		6	外科疾病防治 **	1	刘庆国	周雅清
49		7	妇产科疾病防治 **	1	黎梅	周惠珍
50		8	儿科疾病防治 **	1	黄力毅	李卓
51		9	公共卫生学基础 **	1	戚林	王永军
52		10	急救医学基础 **	1	魏蕊	魏瑛
53		11	康复医学基础 **	1	盛幼珍	张瑾
54		12	病原生物与免疫学基础	1	钟禹霖	胡国平
55		13	病理学基础	1	贺平则	黄光明
56		14	中医药学基础	1	孙治安	李兵
57		15	针灸推拿技术	1	伍利民	
58		16	常用护理技术	1	马树平	陈清波
59		17	农村常用医疗实践技能实训	1	王景舟	
60		18	精神病学基础	1	汪永君	
61		19	实用卫生法规	1	菅辉勇	李利斯
62		20	五官科疾病防治	1	王增源	高翔
63		21	医学心理学基础	1	白杨	田仁礼
64		22	生物化学基础	1	张文利	
65		23	医学伦理学基础	1	刘伟玲	斯钦巴图
66		24	传染病防治	1	杨霖	曹文元

续表

总序号	适用专业	分序号	教材名称	版次	主编
67	营养与保健专业	1	正常人体结构与功能 *	1	赵文忠
68		2	基础营养与食品安全 *	1	陆 淼　袁 嫒
69		3	特殊人群营养 *	1	冯 峰
70		4	临床营养 *	1	吴 苇
71		5	公共营养 *	1	林 杰
72		6	营养软件实用技术 *	1	顾 鹏
73		7	中医食疗药膳 *	1	顾绍年
74		8	健康管理 *	1	韩新荣
75		9	营养配餐与设计 *	1	孙雪萍
76	康复技术专业	1	解剖生理学基础 *	1	黄嫦斌
77		2	疾病学基础 *	1	刘忠立　白春玲
78		3	临床医学概要 *	1	马建强
79		4	康复评定技术 *	2	刘立席
80		5	物理因子治疗技术 *	1	张维杰　刘海霞
81		6	运动疗法 *	1	田 莉
82		7	作业疗法 *	1	孙晓莉
83		8	言语疗法 *	1	朱红华　王晓东
84		9	中国传统康复疗法 *	1	封银曼
85		10	常见疾病康复 *	2	郭 华
86	眼视光与配镜专业	1	验光技术 *	1	刘 念　李丽华
87		2	定配技术 *	1	黎莞萍　闫 伟
88		3	眼镜门店营销实务 *	1	刘科佑　连 捷
89		4	眼视光基础 *	1	肖古月　丰新胜
90		5	眼镜质检与调校技术 *	1	付春霞
91		6	接触镜验配技术 *	1	郭金兰
92		7	眼病概要	1	王增源
93		8	人际沟通技巧	1	钱瑞群　黄力毅
94	医学检验技术专业	1	无机化学基础 *	3	赵 红
95		2	有机化学基础 *	3	孙彦坪
96		3	分析化学基础 *	3	朱爱军
97		4	临床疾病概要 *	3	迟玉香
98		5	寄生虫检验技术 *	3	叶 薇
99		6	免疫学检验技术 *	3	钟禹霖
100		7	微生物检验技术 *	3	崔艳丽
101		8	检验仪器使用与维修 *	1	王 迅
102	医学影像技术专业	1	解剖学基础 *	1	任 晖
103		2	生理学基础 *	1	石少婷
104		3	病理学基础 *	1	杨怀宝

续表

总序号	适用专业	分序号	教材名称	版次	主编	
105		4	医用电子技术 *	3	李君霖	
106		5	医学影像设备 *	3	冯开梅	卢振明
107		6	医学影像技术 *	3	黄 霞	
108		7	医学影像诊断基础 *	3	陆云升	
109		8	超声技术与诊断基础 *	3	姜玉波	
110		9	X 线物理与防护 *	3	张承刚	
111	口腔修复工艺专业	1	口腔解剖与牙雕刻技术 *	2	马惠萍	翟远东
112		2	口腔生理学基础 *	3	乔瑞科	
113		3	口腔组织及病理学基础 *	2	刘 钢	
114		4	口腔疾病概要 *	3	葛秋云	杨利伟
115		5	口腔工艺材料应用 *	3	马冬梅	
116		6	口腔工艺设备使用与养护 *	2	李新春	
117		7	口腔医学美学基础 *	3	王 丽	
118		8	口腔固定修复工艺技术 *	3	王 菲	米新峰
119		9	可摘义齿修复工艺技术 *	3	杜士民	战文吉
120		10	口腔正畸工艺技术 *	3	马玉革	
121	药剂、制药技术专业	1	基础化学 **	1	石宝珏	宋守正
122		2	微生物基础 **	1	熊群英	张晓红
123		3	实用医学基础 **	1	曲永松	
124		4	药事法规 **	1	王 蕾	
125		5	药物分析技术 **	1	戴君武	王 军
126		6	药物制剂技术 **	1	解玉岭	
127		7	药物化学 **	1	谢癸亮	
128		8	会计基础	1	赖玉玲	
129		9	临床医学概要	1	孟月丽	曹文元
130		10	人体解剖生理学基础	1	黄莉军	张 楚
131		11	天然药物学基础	1	郑小吉	
132		12	天然药物化学基础	1	刘诗泆	欧绍淑
133		13	药品储存与养护技术	1	宫淑秋	
134		14	中医药基础	1	谭 红	李培富
135		15	药店零售与服务技术	1	石少婷	
136		16	医药市场营销技术	1	王顺庆	
137		17	药品调剂技术	1	区门秀	
138		18	医院药学概要	1	刘素兰	
139		19	医药商品基础	1	詹晓如	
140		20	药理学	1	张 庆	陈达林

** 为"十二五"职业教育国家规划教材
* 为"十二五"职业教育国家规划立项教材

前 言

　　《特殊人群营养》是全国中等职业教育营养与保健专业"十二五"规划教材之一。本教材以全面贯彻《国务院关于大力发展职业教育的决定》的精神为指导，以提高中等卫生职业学校学生整体素质为目的，坚持"以服务为宗旨，以岗位需求为导向"的职业教育理念，在课程结构上，按照营养与保健专业教学标准的要求，注重知识更新，力求避免内容偏难、偏深，提高实用性。

　　本教材包括绪论、营养基础知识、妊娠期营养、哺乳期营养、婴幼儿营养、学龄前儿童和学龄儿童营养、青春期营养、老年营养及特定环境人群营养等内容。每个章节都设有学习目标、考点提示、本章小结和目标测试，帮助学生进一步理解和掌握相关知识。

　　本教材适用于中职营养与保健专业的教师和学生。

　　本教材在编写过程中得到了河南省郑州市卫生学校、河南省新乡卫生学校及江西省南昌卫生学校的大力支持，在此表示由衷的感谢。

　　由于时间紧迫，编者水平有限，虽已竭尽全力，仍有疏漏和不妥之处，恳请广大师生赐教和指正。

冯　峰

2015 年 10 月

目　录

绪 论

学习目标

1. 掌握:营养、营养素的概念。
2. 熟悉:营养、营养素的功能。
3. 了解:学习特殊人群营养的方法和意义。

人类作为地球上进化最成功的生物,一直为生存和繁衍做不懈的努力。健康和长寿是人们追求的目标,人类为了生存、生活和劳动,要不断地从外界摄取食物,从而有了对营养的探索,对各类食物的作用也在不断的深入了解,随着人类社会的发展和科技的进步,营养学逐渐发展成为一门在维护健康和增进健康等方面发挥着不可替代的重要学科,讲究营养、合理搭配食物已经逐渐成为人们的自觉行动。

人的一生按时间顺序可以分为婴幼儿期、儿童期、青少年期、成年期、老年期等,不同的年龄不同的性别或处于不同的生理状态的个体、群体,他们的生理特点和营养需要也不尽相同。需要根据其特殊的生理特点,在营养膳食上作出必要的调整和补充,以满足其营养需要,促进健康,防止营养性疾病的发生。

一、基本概念

营养是指人体摄取、消化、吸收和利用食物中营养素满足自身生理需要的生物学过程。这个过程是指维持正常的生理、生化、免疫功能以及生长发育、新陈代谢等生命活动。

考点提示

营养的概念

食物是指生物为了生存和生活,必须摄入体内的营养物质。食物可分为植物性食物和动物性食物。食物有三大功能:提供能量和营养素,提供美味食物,提供社会功能。

食品是指各种供人食用或者饮用的成品和原料以及按照传统既是食品又是药品的物品,食品不包括以治疗为目的的物品。严格地说食物是未经加工制作的食物和食品原料,而食品往往指经加工后的具体食物,如面粉、大米可称为食物,而面条、米皮称为食品。食品一般分为:①动物性食品,如鱼类、蛋类、奶类、肉类等;②植物性食品,如粮谷类、薯类、豆类和蔬菜水果等;③加工食品,是以天然动植物性食物为原料,通过加工而制成的各类食品,如糖、酒、罐头、油、糕点等。

营养素是指食物中所含有的能够维持生命、促进机体健康和生长发育的化学物质。对人体必需的营养素近50种,按照传统的分类方法将其分为六大类:蛋白质、脂类、碳水化合物、无机盐、维生素和水。

营养素也有三大功能:提供能量、构建机体和修复组织、调节代谢以维持正常生理功能。

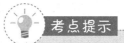
考点提示
营养素的功能

膳食是指经过加工烹调处理后的食物,即把食物加工成人们进食的饭菜。膳食不仅含有人体所需要的各种营养素,还要满足人们的食欲和卫生要求。

平衡膳食是指摄入人体的营养素数量充足、种类齐全、比例适宜,能够满足人体正常代谢和生长发育的需要。为达到平衡膳食要求,每天要增加各种食物,做到荤素搭配、粗细搭配,还要增加豆制品的比例。要求根据自身的经济条件和生活习惯,尽量做到平衡膳食要求,养成习惯,长期坚持。中国营养学会针对我国的具体情况,制作了平衡膳食宝塔,使人们更容易理解和操作。

特殊人群指处于特定生理阶段、特殊生活和工作环境中的人群,这些人群与处于一般生活环境和工作环境的健康人相比有各自的生理特点和营养要求,特殊人群营养就是研究这些特殊人群的营养需要、膳食原则和膳食要求。

二、基本内容

特殊人群营养是营养学的重要组成部分,是研究特殊人群营养需要及营养与健康的一门学科。《特殊人群营养》从合理营养、特殊需要的原则出发,主要介绍以下内容:

1. 营养基础知识　介绍蛋白质、脂类、碳水化合物等营养素的功能和食物来源。
2. 妊娠期营养　从妊娠期的生理变化特点出发,介绍妊娠期营养需要和膳食要求。
3. 哺乳期营养　讨论哺乳期妇女的生理特点和营养需求。
4. 婴幼儿营养　介绍婴幼儿特有的生理状况及营养需要。
5. 学龄前儿童和学龄期儿童营养　主要介绍童年期的营养需要和常见的营养问题。
6. 青春期营养　介绍青春期膳食要求和青春期常见的营养问题。
7. 老年营养　介绍老年人的生理特征及其营养需要和膳食原则。
8. 特定环境人群营养　以高温、低温、高原环境作业的人群及其从事有毒作业、噪声作业、放射线工作者的生理代谢特点出发,介绍这些特殊环境工作者的营养需要和膳食原则。

三、学习要求、方法和意义

特殊人群营养在营养学上占有十分重要的地位,它是现代医学综合治疗中不可缺少的组成部分,作为一名医学生只有学好基础课、临床课、卫生保健课,才能掌握和运用本学科知识,才能在社区卫生服务中发挥指导特殊人群营养保健的作用。

在学习中一定要贯彻实践和学以致用的原则,通过本课程学习,应具备以下能力:

1. 具有良好的职业道德和实事求是的工作作风。
2. 具有关注健康、预防为主意识。
3. 掌握一定的营养知识和基本技能。
4. 具备对特殊人群进行营养指导和营养配餐的能力。
5. 具备从事社区营养健康教育工作的基本能力。

第一章 营养基础知识

学习目标

1. 掌握:蛋白质、脂肪、碳水化合物、钙、铁、维生素 C 的良好食物来源。
2. 熟悉:蛋白质、脂肪、碳水化合物、钙、铁、维生素 C 的生理功能。
3. 了解:能量的来源和消耗。

案例

一探险家远航探险 5 个月归来,除了消瘦、肌肉关节疼痛、疲乏无力外,后又出现鼻出血、牙龈肿胀出血,身体各部位被碰撞后易出现瘀斑。自述在探险期间所食食物主要是各种罐头和海鱼,很少吃到新鲜蔬菜和水果。

请问:1. 该探险家患什么疾病?
　　　2. 应如何处置?

第一节 能 量

一、能量的单位

营养学上使用的能量单位有千焦(kJ)、兆焦(MJ)作为单位。1 焦耳是用 1 牛顿的力把 1kg 的物体移动 1m 所需要的能量。传统应用中,能量用千卡(kcal)为单位。1 千卡指 1 升纯水从 15℃上升到 16℃所需要的能量。其换算关系是:

$$1kcal = 4.184kJ \qquad 1kJ = 0.239kcal$$

二、能量的来源

人体所需要的能量来源于碳水化合物、脂肪和蛋白质三大产能营养素。每克产能营养素在体内氧化所产生的能量值叫做"食物的热价"也叫"食物的能量卡价"或称"能量系数"。

三大营养素在体内氧化实际产生的能量为:

1g 碳水化合物产生能量 16.81kJ(4.0kcal);

1g 脂肪产生能量 37.56kJ(9.0kcal);

1g 蛋白质产生能量 16.74kJ(4.0kcal)。

三、能量的消耗

人体对能量的需要取决于人体对能量的消耗量。正常成人的能量消耗主要包括基础代谢、体力活动和食物热效应,对于生长发育期的儿童及孕妇、乳母等特定群体还要满足其特殊的生理需要。

(一) 基础代谢

基础代谢是指人体维持最基本生命活动所必需的最低能量代谢。即在清醒、静卧、空腹状态下,不受精神紧张、肌肉活动、食物和环境温度等因素影响的能量代谢。

(二) 体力活动

影响体力活动能量消耗的因素主要包括:①肌肉越发达者,能量消耗越多;②体重越大者,能量消耗越多;③劳动强度越大、持续时间越长,能量消耗越多;④工作的熟练程度越差,能量消耗越多。

(三) 食物热效应

由于进食引起能量消耗额外增加的现象称为食物热效应,也叫食物特殊动力作用。人体在摄食的过程中,由于要对食物中的营养素进行消化、吸收、代谢和转化等,这些过程都要额外消耗能量。

(四) 生长发育及其他因素

能量消耗还包括生长发育所需要的能量。另外,孕妇的能量消耗则包括自身和胎儿发育等所需的能量;情绪和精神状态对机体的能量消耗亦有影响,如紧张工作,可使大脑的活动加剧,能量代谢增加。

第二节 蛋 白 质

一、蛋白质的生理功能

(一) 构成和修复组织

蛋白质是生命的物质基础,是生命存在的基本形式。构成人体的基本单位是细胞,而细胞的主要成分是蛋白质和水,人体的一切组织器官,如心、肝、肾、骨骼、肌肉、牙齿等都含有蛋白质。可以说,没有蛋白质就没有生命。

(二) 参与调节生理功能

蛋白质参与构成多种生理活性物质,从而调节生理功能。如催化和调节代谢过程的酶和激素;起运载氧作用的血红蛋白;维持机体抵抗力的抗体等,这些物质的本身就是蛋白质或以蛋白质为主要的构成成分,另外,蛋白质在体内还有调节渗透压、维持体液平衡等作用。

(三) 供给能量

蛋白质是三大产能营养素之一。每克蛋白质在体内氧化可供给 16.74kJ(4.0kcal)的能量。但是,供能是蛋白质的次要功能,只有当碳水化合物和脂肪供应不足时才被动用释放能量。

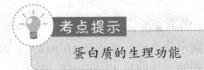

考点提示

蛋白质的生理功能

二、氨基酸

(一) 必需氨基酸

氨基酸是组成蛋白质的基本单位。组成人体蛋白质的氨基酸有 20 余种,其中有 8 种不能合成或合成速度满足不了机体的需要,必须由食物供给,被称为必需氨基酸,包括异亮氨酸、亮氨酸、赖氨酸、蛋氨酸、苯丙氨酸、苏氨酸、色氨酸、缬氨酸。对婴幼儿来说组氨酸也是必需氨基酸。

(二) 氨基酸模式

人体必需的氨基酸不仅有种类和数量要求,而且还有比例上的要求,氨基酸的种类齐全、数量充足和比例恰当,才能使其组成的蛋白质被机体充分利用。某种蛋白质中各种必需氨基酸的构成比例称为氨基酸模式。几种食物蛋白质和人体蛋白质氨基酸模式见表1-1。

食物蛋白质的氨基酸模式越接近人体蛋白质的氨基酸模式,这种蛋白质在体内被利用的程度就越高。一般动物性蛋白和大豆蛋白的氨基酸模式与人体接近,有利于吸收,其营养价值较高,这些蛋白质属于优质蛋白质。因此,在日常饮食中提倡食物多样化,即将多种食物混合食用,使氨基酸模式更接近于人体需要,用以提高蛋白质的营养价值,这种现象被称为"蛋白质的互补作用"。

为了充分发挥食物蛋白质的互补作用,在膳食调配中,应遵循以下三个原则:①食物的生物学种属相距越远越好;②搭配食物的种类越多越好;③食用时间越近越好。

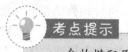

考点提示

食物搭配原则

表 1-1　几种食物蛋白质和人体蛋白质氨基酸模式

氨基酸	全鸡蛋	牛奶	牛肉	大豆	面粉	大米
苯丙氨酸	5.5	7.3	6.2	3.2	7.2	7.2
蛋氨酸	3.4	2.4	3.2	1.2	2.8	2.8
色氨酸	1.0	1.0	1.0	1.0	1.0	1.0
苏氨酸	2.8	3.1	3.6	2.8	2.5	2.5
赖氨酸	4.1	5.6	7.2	4.9	1.8	2.3
缬氨酸	3.9	4.6	4.6	3.2	3.8	3.8
亮氨酸	5.1	6.8	6.8	5.7	6.4	6.3
异亮氨酸	3.2	3.4	4.4	4.3	3.8	4.0

三、蛋白质的食物来源和供给量

蛋白质广泛存在于动植物食物中。动物性食物如肉、鱼、蛋、奶的蛋白质含量一般在 10% ~20% ,均属于优质蛋白质。植物性食物中豆类的蛋白质含量较高,大豆含蛋白质为 35% ~40% ,且氨基酸的组成比较合理,在体内的利用率较高,是植物蛋白质中良好的蛋白质来源。谷类含蛋白质一般不足 10% ,但由于它的摄入量比较大,所以,谷类仍然是我国居民膳食蛋白质的主要来源。

中国营养学会制定的中国居民膳食蛋白质推荐量为:正常成年男、女轻体力劳动分别为75g/d 和 65g/d;中等体力劳动分别为 80g/d 和 70g/d;重体力劳动分别为 90g/d 和 80g/d。膳食中蛋白质提供的能量占总能量的 10% ~ 15% 为宜。其中儿童和青少年为 12% ~ 15%,以满足生长发育的需要;成人为 10% ~ 12%,以保证正常生理功能的维持。

第三节 脂 类

脂类包括脂肪和类脂,正常人体内脂类占体重的 14% ~ 19%,是人体重要的组成成分。

脂肪一般指中性脂肪,由一分子甘油和三分子脂肪组成,故又称为甘油三酯,脂肪主要分布在皮下、大网膜、肠系膜、重要脏器周围和组织间隙。类脂主要有磷脂、糖脂和胆固醇等,约占体重的 5%,分布于全身各组织,尤其以神经组织含量最高。

一、脂类的生理功能

1. 供给能量 脂肪是高能食物,1g 脂肪在体内氧化产生 37.7kJ(9kcal)能量。当机体摄入能量过多或没有很好利用,能量可以转化为脂肪组织,贮存在机体,脂肪是能量的主要贮存形式。

2. 构成生物膜,维持细胞结构和功能。

3. 促进脂溶性维生素的吸收 食物中的脂溶性维生素必须溶解于脂肪才能被机体吸收,如果膳食中缺乏脂肪或某种原因引起脂肪吸收障碍时,可以导致脂溶性维生素不足或缺乏。

4. 提供必需脂肪酸。

5. 维持体温、保护脏器 皮下脂肪可防止机体热量散发而起到保温作用。重要脏器周围的脂肪则可缓冲机械冲击而避免内脏损伤。

6. 改善食物感官性状,增加饱腹感。

二、必需脂肪酸

机体不能合成,必须由食物提供来满足生命活动需要的脂肪酸叫做必需脂肪酸。人体所必需脂肪酸有亚油酸和亚麻酸。必需脂肪酸在体内的生理功能有:

（一）是组织细胞的组成成分

必需脂肪酸缺乏可致细胞膜和毛细血管通透性增加,出现湿疹样病变。

考点提示

必需脂肪酸的功能

（二）参与胆固醇代谢

体内胆固醇与必需脂肪酸结合才能进行正常代谢。

（三）促进动物精子的形成

膳食中长期缺乏必需脂肪酸,会出现动物生长不良,不孕症,乳汁合成和分泌障碍。

三、磷脂和胆固醇

磷脂中最重要的是卵磷脂,磷脂不仅是生物膜的重要组成成分,而且对脂肪的吸收和运转以及储存脂肪酸起着重要作用。磷脂主要来源于动物脑、肝脏、蛋黄和瘦肉中,机体自身也能合成所需要的磷脂。

人体胆固醇一方面来源于食物,如肉类、动物内脏、动物脑、蛋黄和奶油等,另一方面胆固醇还可以由人体合成。胆固醇是许多生物膜的重要组成成分,是合成胆汁酸和维生素 D_3 的重要原料,能合成肾上腺皮质激素、调节机体的物质代谢过程。但是,胆固醇也是引起动脉粥样硬化的重要原因。

膳食纤维可减少胆固醇的吸收;牛奶亦可抑制胆固醇的生物合成;大豆可加速胆固醇的排泄;菌类食物也可以降低血浆胆固醇水平。

四、脂类的食物来源和供给量

人类膳食脂肪主要来源于动物脂肪、植物油和其他含油脂食物。动物性食物主要有猪、牛、羊肉的脂肪及骨髓、肥肉、动物内脏、奶脂、蛋类及其制品;植物性食物主要有各种植物油和坚果,如花生油、菜籽油、豆油、葵花子油、芝麻、核桃等。

中国营养学会推荐脂肪的摄入量占全日摄入总能量的 20% ~ 30%,建议每人每日烹调用油为 25g,18 岁以上人群每日胆固醇摄入量不超过 300mg。

五、脂类和健康的关系

脂肪对机体来说固然重要,但是,脂肪摄入过多,尤其是饱和脂肪摄入过多,则会导致肥胖、心血管疾病等慢性病的发生,也会增加乳腺癌、结肠癌发生的危险性。

(一)卵磷脂与健康

卵磷脂的功能有以下几个方面:

1. 保护肝脏 卵磷脂对脂肪有亲和力,可预防脂肪肝、预防肝硬化。

2. 预防动脉粥样硬化 卵磷脂可增加血液循环,改善血清脂质,降低血清胆固醇,预防和治疗动脉粥样硬化。

3. 利于降血糖 卵磷脂不足,能使胰岛素分泌下降导致血糖增高。

4. 维持促进神经系统功能 卵磷脂可使大脑神经系统保持健康的状态,减缓记忆力衰退,预防老年痴呆。

(二)二十二碳六烯酸(DHA)与健康

DHA 俗称脑黄金,是一种非常重要的多不饱和脂肪酸。其功能有:

1. 改善老年痴呆 DHA 能增强脑细胞活性,提高记忆力,预防老年痴呆。

2. 预防心脑血管疾病 DHA 能降血脂、预防血栓形成和预防动脉粥样硬化,对心脑血管疾病有很好的防治效果。

3. 影响胎儿智力和视力发育 DHA 是大脑和视网膜的重要构成成分,人体大脑皮层含量约 20%,视网膜中 DHA 约占 50%。

4. 治疗癌症 人们发现,深海鱼中所含的 DHA 及其衍生物能杀死癌细胞。

(三)胆固醇与健康

胆固醇不仅组成生物膜,又是合成固醇激素、维生素 D 及胆汁酸的前体。胆固醇在体内可以转变为 7-脱氢固醇,经阳光照射,进一步转变为维生素 D_3。体内胆固醇过多,会引起高胆固醇血症,促进动脉粥样硬化的形成。

第四节 碳水化合物

碳水化合物是一类由碳、氢、氧三种元素构成的有机物,碳水化合物结构中氢与氧的比例为2:1,与水分子相同,故称碳水化合物。因其大多具有甜味,又将碳水化合物称为糖。

一、碳水化合物的分类

碳水化合物按其结构可分为单糖、双糖、寡糖和多糖。

(一)单糖

单糖是最简单的糖,不能再被直接水解为分子更小的糖,常见单糖有:葡萄糖、果糖、半乳糖。

葡萄糖是构成食物中各种糖类的最基本单位,是人体血液中的主要的糖,葡萄糖可以直接被人体利用,在临床上可以静脉使用。

果糖主要存在于各类水果中,蜂蜜中含量最丰富,是天然糖中最甜的。果糖不易被细胞直接利用,需要在肝脏中转化为葡萄糖后再被利用。

(二)双糖

双糖主要有蔗糖、乳糖、麦芽糖等。蔗糖在甜菜和甘蔗中含量丰富。麦芽糖是淀粉的分解产物,在麦芽中含量较多。

乳糖只存在于人和哺乳动物的乳汁中,乳糖利于钙的吸收,利于肠道益生菌的生长。

(三)低聚糖

低聚糖又称寡糖,被水解后能生成3~9分子单糖。重要的低聚糖有棉籽糖、水苏糖、低聚果糖、大豆低聚糖等。其甜度通常只有蔗糖的30%~60%。其中,低聚糖主要存在于水果蔬菜中,如洋葱、大蒜、香蕉等。它难以被人体消化吸收,被认为是一种水溶性膳食纤维。低聚果糖易被大肠双歧杆菌利用,是双歧杆菌的增殖因子。

(四)多糖

多糖为水解后能生成10个及以上的单糖的碳水化合物。多糖一般不溶于水,无甜味。能被吸收的多糖主要有淀粉和糖原,不能被吸收的多糖主要有纤维素、半纤维素、果胶和木质素等。

二、碳水化合物的生理功能

(一)供给和储存能量

碳水化合物是机体能量最主要的来源。每克葡萄糖在体内氧化可产生16.7kJ的能量。

(二)构成机体组织及细胞

碳水化合物也是机体的重要组成物质。它可以与蛋白质或脂类形成复合结构,参与机体构成,如构成细胞膜的糖蛋白。

(三)抗生酮作用

当碳水化合物摄取不足时,体内大量脂肪被动用,脂肪氧化不完全可产生过量酮体,从而引起酮血症和酮尿症。因而,充足的碳水化合物摄入,具有抗生酮作用。

(四)节约蛋白质作用

膳食中碳水化合物供应不足时,机体就要动用体内蛋白质,甚至是器官中的蛋白质转化为葡萄糖供给能量,久而久之就会对人体造成损害;当摄入足够的碳水化合物时,机体就不需要动用蛋白质来供能,体内蛋白质可进行其特有的生理功能而避免被作为能量消耗,此种作用被称为碳水化合物节约蛋白质作用。

（五）解毒作用

碳水化合物经代谢生成的代谢物与进入肝脏的有毒物质结合后，能使其毒性降低或失去生物活性，从而起到解毒保肝作用。

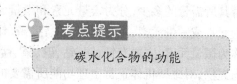

考点提示

碳水化合物的功能

三、膳食纤维

膳食纤维一般为植物细胞壁的正常成分，包括纤维素、半纤维素、木质素和果胶等。

（一）生理功能

1. 调节胃肠　膳食纤维素可以使大便保留水分，可以促进肠蠕动，缩短大便在肠道的停留时间，减少有害物质对肠道的刺激，因此，膳食纤维可以预防结肠癌的发生。

2. 降血脂　纤维素可以吸附胆汁酸，使脂肪和胆固醇的吸收率下降，达到降血脂作用。

3. 降血糖　膳食纤维可增加组织细胞对胰岛素的敏感性，降低对胰岛素的抵抗，调节血糖水平。

4. 控制体重　膳食纤维能减缓食物由胃进入肠道的速度，产生饱腹感，防止能量摄入过多而起到控制体重的作用。但是，膳食纤维也不能摄入过多，否则就会出现腹胀、大便次数增加等不良现象，也不利于铁和锌等微量元素的吸收。

考点提示

膳食纤维的功能

（二）膳食纤维的来源

植物性食物含有较丰富的纤维素，如粮谷类的谷皮、薯类、蔬菜和水果等。一般正常人每日摄入纤维素的量为 25～35g，有习惯性便秘的可适当增加。

四、碳水化合物的食物来源和供给量

碳水化合物的食物来源主要是植物性食物。如粮谷类（70%～75%）、薯类（20%～25%）、豆类、蔬菜、水果、含淀粉多的坚果（如栗子、菱角），纯碳水化合物食物还包括糖果、酒类、饮料等。

中国营养学会推荐碳水化合物适宜摄入量为总能量的 55%～65%。膳食碳水化合物占总能量的比例大于 80% 和小于 40% 都对健康不利。

五、碳水化合物与健康的关系

碳水化合物是人体的重要组成部分，占人体干重的 2%，碳水化合物是一切生物体维持生命活动所需能量的主要来源，它不仅是营养物质，还具有特殊的作用。如血型中的碳水化合物与免疫活性有关，核糖和脱氧核糖中也含有碳水化合物。

如果膳食中碳水化合物过少，可造成蛋白质浪费，还可以造成血糖降低，出现头晕、心悸、脑功能障碍等，严重者可以出现低血糖昏迷。

膳食中碳水化合物摄入比例过高，人体会将过剩的碳水化合物转变为脂肪贮存起来，导致血糖和血脂升高，人体发胖，从而增加动脉硬化、冠心病、糖尿病等多种慢性疾病的风险。

第五节　无　机　盐

人体的一切组织都是由各种化学元素组成的，这些元素除碳、氢、氧、氮以有机化合物的形式存在外,其余统称为无机盐或矿物质。根据每一种化学元素在体内所占的比例和机体对其所需量的多少,分为宏量元素和微量元素。在体内的含量大于体重的 0.01% 的称为宏量元素或常量元素,主要有钠、钾、钙、磷、镁、氯、硫等。在体内的含量低于体重的 0.01% 的称为微量元素,主要有铁、铜、钴、碘、氟、锰、钼、镍等。机体本身不能生成矿物质,必须由食物提供,对维持机体正常生理功能所需要的无机盐又称为必需元素。

无机盐在体内的功能可归纳为:①构成机体组织;②与蛋白质协同维持组织细胞渗透压和酸碱平衡;③维持神经肌肉的兴奋性和细胞膜的通透性;④构成体内生理活性物质。

无机盐不能在体内生成,必须靠食物来提供。机体每天通过代谢,有一部分无机盐通过毛发、汗液、大小便排出体外,所以,必须通过膳食补充。

无机盐的分布很广,正常人的正常膳食能够满足需要。我国居民普遍缺乏的是钙、铁、锌,在某些特殊环境中还缺乏碘或硒。

一、钙

钙是体内含量最多的无机盐,占体重的 1.5% ~ 2%。成人体内钙含量约 1200g,其中,99% 集中在骨骼和牙齿中,其余则以游离或结合形式存在于体液和软组织中,这部分钙统称为混溶钙池。骨骼中的钙和混溶钙池中的钙维持着动态平衡。

(一) 生理功能

1. 构成骨骼和牙齿的主要成分。
2. 维持神经肌肉的兴奋性。
3. 维持细胞膜的通透性和细胞内外液的渗透压。
4. 参与凝血过程。
5. 是多种酶的激活剂。
6. 维持机体的酸碱平衡。

(二) 影响钙吸收的因素

1. 维生素 D 促进钙的吸收。
2. 乳糖与钙形成可溶性低分子物质,有利于钙的吸收。
3. 适量的蛋白质可与钙结合成可溶性络合物,促进钙的吸收。
4. 食物中的植酸、草酸均不利于钙的吸收。
5. 膳食纤维不利于钙的吸收。
6. 膳食脂肪含量过高或脂肪消化不良时可影响钙的吸收。
7. 随年龄的增加,机体对钙的吸收渐减。

(三) 钙的缺乏与过量

如果膳食中长期钙缺乏可引起骨骼病变,如儿童易患佝偻病、成年人易患骨质软化症、老年人易患骨质疏松症。

(四) 钙的食物来源和供给量

钙的良好食物来源是奶和奶制品,不仅钙含量丰富,而且吸收率高。豆类、豆制品、坚果类也是钙的较好来源,虾皮、海带、发菜、芝麻酱等含钙

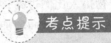

考点提示

钙的良好食物来源

量亦特别高。中国营养学会推荐中国居民钙的摄入量:婴儿 300 ~ 400mg/d;儿童青少年 600 ~ 1000mg/d。成人 800mg/d;孕妇 1000 ~ 1200mg/d;乳母为 1200mg/d。

二、铁

铁是人体需要量最多的微量元素,成人体内为 3~5g,这些铁 60%~70% 存在于血红蛋白中,其余存在于肝、脾和骨髓中。

(一) 生理功能

1. 参与血红蛋白和肌红蛋白的合成。
2. 参与体内氧与二氧化碳的转运、交换和组织呼吸过程。
3. 与红细胞的形成和成熟有关。
4. 参与抗体的产生、脂类的转运及肝脏的解毒。

(二) 影响铁吸收的因素

1. 膳食中的柠檬酸、维生素 C、维生素 A、动物蛋白、果糖等促进铁的吸收。
2. 动物性食物如鱼类、肉类、禽类中所含的铁吸收率较高。
3. 食物中的植物、草酸等抑制铁的吸收。
4. 摄入过量的膳食纤维不利于铁的吸收。
5. 胃酸缺乏或服用抗酸药物时,铁的吸收率降低。

(三) 铁的缺乏与过量

膳食中的铁长期不足可导致缺铁性贫血,特别是婴幼儿、青少年、孕妇、乳母及老年人更容易发生。

铁缺乏的儿童心理活动异常、易烦躁、甚至智力发育障碍;成人则表现为冷漠呆板,进一步发展则出现面色苍白,口唇黏膜和眼结膜苍白,有疲劳乏力、食欲下降、头晕、心悸、指甲脆薄、反甲等临床表现。

但是,铁摄入过量也可引起中毒。急性中毒常见于误服过量铁剂,多见于儿童,主要表现为消化道出血,血性腹泻、凝血不良、代谢性酸中毒、休克甚至死亡。

(四) 铁的食物来源和供给量

铁广泛存在于各种食物中,但分布极不均衡,膳食中铁的良好来源主要是动物肝脏、动物全血和红肉类(如牛肉、羊肉);植物性食物中含铁较高的有蘑菇、黑木耳、芝麻等。

铁的需要量受机体状况的影响。中国营养学会推荐成人铁适宜摄入量(AI)男性为 15mg/d,女性为 20mg/d;可耐受最高摄入量男女均为 50mg/d。

三、锌

锌广泛分布在人体各组织器官。成人体内锌含量约为 2.0~2.5g,以肌肉、视网膜、前列腺较高。血液中 75%~85% 的锌分布在红细胞,其余在血浆中。

(一) 锌的生理功能

1. 参与体内 200 多种金属酶的组成或作为酶的激活剂。
2. 促进机体的生长发育和组织再生。
3. 维持机体正常味觉、促进食欲。
4. 促进性器官和性功能的正常发育。
5. 参与机体免疫功能。
6. 锌在保护皮肤健康及维生素 A 的代谢中也有一定作用。

如果膳食中长期缺锌可以出现:儿童生长发育迟缓、味觉减退甚至丧失、食欲减退、性发育障碍、性功能减退、创伤不易愈合、易感染。还可表现为皮肤干燥、粗糙、面部痤疮及复发性口腔溃疡、暗适应能力下降等。孕妇缺锌，胎儿可发生中枢神经系统先天性畸形。

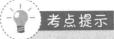

（二）锌的食物来源和供给量

一般食物中均含有锌，但其含量和吸收利用率差别很大。一般动物性食物中锌的利用率为35%～40%，而植物性食物中锌的利用率仅为1%～20%。贝壳类（如牡蛎）、海产品、红肉类、动物睾丸、动物眼睛都是锌的良好来源；干果、谷类的胚芽和麦麸也富含锌；燕麦、花生、玉米的锌含量高于一般植物性食物。

中国营养学会推荐锌的摄入量为：成年男性15mg/d；成年女性11.5mg/d。

四、碘

碘在人体的含量约为20～50mg，约70%存在于甲状腺组织中，其余的碘分布于皮肤、骨骼、中枢神经系统及其他内分泌腺。

（一）碘的生理功能

碘在体内是合成甲状腺素的重要物质，其主要功能是参与能量代谢，促进生长发育，活化一些酶的活性，调节组织中的水盐代谢。

（二）碘的缺乏与过量

机体因缺碘而导致的一系列病理状态为碘缺乏病。碘缺乏可使甲状腺素分泌减少，机体能量代谢降低，影响儿童生长发育，同时会发生甲状腺结构改变，成人缺碘可引起甲状腺肿，孕妇、乳母缺碘，可致婴幼儿甲状腺发育不全，甚至发生克汀病，克汀病的表现为呆、小、聋、哑、瘫。

（三）食物来源和供给量

海产品含碘量丰富。海带、紫菜、干贝、海参、海蜇、龙虾等都是碘的良好来源。我国采取食用盐加碘的方法预防碘缺乏病取得了很好的效果。

中国营养学会推荐成人碘的摄入量为150μg/d，婴儿为50μg/d，青少年120～150μg/d，孕妇和乳母为150～200μg/d。

五、硒

硒是人体必需微量元素，广泛分布于人体各组织器官和体液中，人体内含量为14～20mg，其中肾脏硒的浓度最高，肝脏次之，血液中含量相对较低，脂肪组织中含量更低。血硒和发硒可以反映体内硒的营养状况。

（一）硒的生理功能

1. 硒是抗氧化剂，能保护细胞膜免受过氧化物损害，从而维持细胞正常功能。

2. 硒能保护心肌。

3. 硒与重金属如铅、汞、镉有很强的亲和力，能与之结合形成金属硒蛋白复合物而起到解毒作用。

4. 对某些化学致癌物质有拮抗作用。

5. 硒可以促进机体生长，保护视觉。

（二）硒的缺乏与过量

硒缺乏引起的疾病主要表现在地质环境缺硒的区域,如克山病和大骨节病。

克山病是一种以多发性坏死为主的心肌病变,主要表现为心脏扩大、心力衰竭、心律失常、心电图改变等。易感人群为 2~6 岁儿童和育龄妇女,主要表现为心室扩大、心力衰竭、心律失常、休克等。20 世纪 70 年代在全国重点病区推广了硒预防克山病的措施后,克山病便不再暴发流行。因此,克山病的病因虽然未能得到完全认知,但人体硒缺乏是克山病的主要因素已得到学术认可。

硒摄入过多可导致中毒,表现为恶心、呕吐、头发易折及脱落、肢端麻木、抽搐,甚至偏瘫,严重时可导致死亡。

(三) 硒的食物来源和供给量

食物中的硒含量受产地土壤中硒含量的影响,地区差异非常大。即使同一品种的谷物或蔬菜,由于产地不同硒的含量也不同。海产品、肾、肝及整粒的谷类是硒的良好来源。

中国营养学会推荐成人硒的供给量为 $50\mu g/d$。

第六节 维 生 素

维生素又名维他命,是维持人体生命活动所必需的一类低分子有机化合物。根据维生素溶解性,可分为脂溶性维生素和水溶性维生素。脂溶性维生素有维生素 A、维生素 D、维生素 E、维生素 K,大部分贮存于脂肪组织和肝脏中,摄入过多易在体内蓄积而引起中毒;水溶性维生素有 B 族维生素和维生素 C,水溶性维生素易吸收,代谢快,一般不在体内蓄积,宜每天供给。

虽然维生素的化学结构和性质各不相同,但它们存在着共同的特点:

它们都以维生素本身或维生素前体物质存在于天然食物中。

不提供能量,也不参与机体构成。

一般不能在体内合成或合成量较少,必须由食物提供。

人体需要量虽少,但缺乏到一定程度可引起维生素缺乏症。

一、维生素 A

维生素 A 又名视黄醇,主要存在于鱼类肝脏中,植物中的胡萝卜素是它的前体物质,在体内可以转化为维生素 A,维生素 A 和胡萝卜素对热稳定,一般烹调不易破坏,但易被氧化,紫外线可促进其氧化而被破坏。

(一) 生理功能

1. 维持正常视觉 维生素 A 参与视紫红质的形成,具有维持机体夜间视力的功能。

2. 维持上皮细胞的正常结构。

3. 促进生长和骨骼发育。

4. 参与性激素的合成,促进性腺发育,维持生殖功能。

5. 抗氧化、抗衰老、能清除体内自由基。

6. 能抑制肿瘤细胞的生长和 DNA 合成,具有抗肿瘤作用。

(二) 缺乏和过量

维生素 A 缺乏可导致暗适应能力下降,严重时导致夜盲症、干眼病甚至失明;也可引起皮肤粗糙、干燥、鳞状角化;还可影响骨骼和牙釉质的发育,造成儿童生长停滞。

重点提示:维生素 A 摄入过量时,可导致急、慢性中毒或胎儿畸形。

(三) 食物来源和供给量

富含维生素 A 的食物有动物肝脏、蛋黄、奶类、鱼肝油、鱼类、海产品等。富含胡萝卜素的食物有红橙色、深绿色的植物性食物,如胡萝卜、菠菜、南瓜、红心甜薯、杏、芒果等。

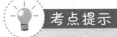

考点提示

维生素A的良好食物来源

中国营养学会推荐我国居民维生素 A 膳食参考摄入量为成年男性 $800\mu gRE/d$,女性 $700\mu gRE/d$。乳母为 $1200\mu gRE/d$。

二、维生素 D

维生素 D 主要包括维生素 D_2 和维生素 D_3。维生素 D_2 是植物中麦角固醇经紫外线照射转变而成,维生素 D_3 是人体皮肤中 7- 脱氢固醇经紫外线照射的产物。

(一) 生理功能

1. 促进小肠对钙、磷的吸收。
2. 促进骨质的钙化。
3. 促进肾小管对钙、磷的重吸收,减少钙、磷的流失。

(二) 维生素 D 缺乏

膳食维生素 D 摄入不足或长期日照时间不足,均可引起钙、磷吸收减少,血钙降低,从而影响骨骼钙化,导致骨质软化、变形。在婴幼儿期发生佝偻病,表现为骨骼变软,易弯曲;在成年人发生骨软化症或骨质疏松症,常有自发性、多发性骨折。

(三) 食物来源和供给量

天然食物中维生素 D 含量均较低,含脂肪高的海水鱼、动物肝、奶油、蛋黄等动物性食物中含量相对较多。鱼肝油中维生素 D 的含量极高,其制剂可用于佝偻病的防治。对于婴幼儿来说,适当进行日光浴对促进维生素 D 转化和钙的吸收十分必要。

中国营养学会推荐中国居民膳食维生素 D 参考摄入量为:成年人 $5\mu g/d$,儿童和老年人 $10\mu g/d$。

三、维生素 B_1

维生素 B_1 又叫硫胺素,抗脚气病因子或抗神经炎因子。维生素 B_1 在酸性环境下比较稳定,遇碱和高温极易破坏,故在制作油条、麻花这些食品时维生素 B_1 几乎全被破坏。

(一) 生理功能

1. 参与物质能量代谢。
2. 促进胃肠蠕动。
3. 维持神经肌肉的正常功能。

(二) 维生素 B_1 缺乏

长期食用过于精细的面粉和大米,同时又缺少粗杂粮的合理补充,容易造成维生素 B_1 缺乏,可导致脚气病。成人脚气病临床上多表现为水肿、肌肉疼痛、多发性神经炎。早期可出现疲倦、体弱、食欲减退等,其症状与缺乏的程度有关。一般分为干性脚气病(以多发性神经炎为主)、湿性脚气病(以下肢水肿和心脏疾病为主)和混合性脚气病(上述两类症状共同出现)。

（三）食物来源和供给量

维生素 B_1 广泛存在于天然食物中,动物的内脏、肉类、豆类、花生及未精细加工的粮谷类含量丰富,水果、蔬菜、蛋类、乳品也含有一定的维生素 B_1,但其含量较低。

中国营养学会推荐的维生素 B_1 膳食营养参考摄入量为成年男性为 $1.4mg/d$,成年女性为 $1.3mg/d$,乳母为 $1.8mg/d$。

四、维生素 B_2

维生素 B_2 又名核黄素。维生素 B_2 耐热在酸性条件下较稳定,但在碱性溶液中加热易破坏。食物中维生素 B_2 主要是结合型,对光比较稳定。游离型维生素 B_2 对光敏感,不论在中性、酸性或碱性媒质中,游离型维生素 B_2 均可被紫外线破坏。

（一）生理功能

1. 参与组织呼吸过程。

2. 促进蛋白质、脂肪和糖类的代谢。

3. 参与体内铁的吸收、储存与动员。

（二）维生素 B_2 缺乏

维生素 B_2 缺乏十分常见,并常与其他维生素缺乏相伴。主要表现舌炎、唇炎、脂溢性皮炎及生殖器炎症。

（三）食物来源和供给量

维生素 B_2 的良好来源是动物性食物,尤以肝、肾、心、蛋黄、乳类含量丰富,大豆和各种绿色蔬菜也有一定含量,粮谷类含量较少。

中国营养学会推荐的膳食维生素 B_2 参考摄入量为:成年男性 $1.4mg/d$,成年女性 $1.2mg/d$,孕妇和乳母 $1.7mg/d$。

五、维生素 C

维生素 C 又称为抗坏血酸,是一种酸性多羟基化合物。维生素 C 易溶于水,不溶于脂肪溶剂,在酸性环境中稳定,但在有氧、热、光和碱性环境下不稳定。

（一）生理功能

1. 促进胶原蛋白的合成。

2. 促进铁的吸收。

3. 减少胆固醇在肝内蓄积。

4. 清除体内自由基。

5. 解毒和抗氧化作用。

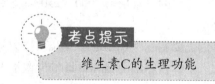

考点提示

维生素C的生理功能

6. 阻断致癌物 N-亚硝基化合物在体内的合成,因此,具有抗肿瘤作用。

（二）维生素 C 缺乏

维生素 C 缺乏时可引起维生素 C 缺乏症。维生素 C 缺乏症起病较缓慢,患者出现体重减轻、四肢无力、体弱、肌肉关节疼痛、牙龈松肿,牙龈炎,身体的任何部位均可出现大小不等和程度不同的出血、血肿或瘀斑。维生素 C 缺乏还可引起胶原合成障碍,使骨有机质形成不良,导致骨质疏松。维生素 C 缺乏症患者若得不到及时治疗,发展到晚期,可引发热、水肿或肠坏疽而死亡。

（三）食物来源和供给量

人体所需要的维生素 C 必须由食物提供,主要食物来源是新鲜的蔬菜与水果。含量丰富的水果蔬菜有猕猴桃、荔枝、山楂、大枣、柑橘、辣椒、菜花、苦瓜、芥菜等。

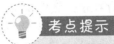

考点提示

维生素C的良好食物来源

中国营养学会建议维生素 C 膳食参考摄入量成年人为 100mg/d。

第七节 水

水是生命之源。是人体的重要组成成分,分布于机体各种组织中,成人体内水占体重的 65% 左右。

一、水的生理功能

（一）水是维持生命必需的物质

水参与构成人体的基本结构,保持每一部分组织细胞的形态和结构,构成各种体液。

（二）水是各种物质的载体

人体内的各种营养物质和代谢废物都要溶解在水中或利用水做载体来运输。

（三）水可以调节体温

水可以吸收体内分解代谢过程的热能,通过汗液蒸发散发大量热能,使体温维持恒定。

（四）水是人体关节、肌肉及脏器的润滑剂

口腔中的唾液有助于吞咽和消化;泪液有助于眼球的润滑和转动,存在于胸腔、腹腔、胃肠道和关节的水分,对器官、关节、肌肉等起到缓冲、润滑、保护作用。

二、水的平衡

健康成人每天需水量约为 2500ml,人体需要的水分主要通过三个途径得到补充:饮用水和饮料、食物及蛋白质、脂肪、碳水化合物代谢时产生的水。

成人每日的排水量为 2000～2500ml。排出的方式主要有:肾排出、皮肤蒸发、肺呼出和粪便排出。

水的需要主要受代谢情况、年龄、体力活动、温度、膳食等因素的影响,故水的需要量变化很大。中国营养学会推荐每日最少饮水 1200ml。另外,乳母需额外增加饮水量。

本章小结

> 人体需要的营养素有蛋白质、脂肪、碳水化合物、无机盐、维生素和水,这些营养素在体内功能各不相同。机体所需要能量来自食物中的蛋白质、脂肪和碳水化合物,无机盐参与机体构成和调节机体的功能,机体对维生素的需要量很小,但是不能没有,若长期缺乏就会对机体造成危害,了解了营养素的功能和食物来源,就能对不同人群营养进行健康教育和营养指导。

（冯 峰）

 目标测试

一、选择题

A1 型题

1. 天然食物中蛋白质营养价值最高的是
    A. 瘦猪肉　　　　　　　　B. 鸡蛋　　　　　　　　C. 牛奶
    D. 鱼　　　　　　　　　　E. 黄豆制品

2. 按照目前我国膳食习惯,膳食中蛋白质的主要来源是
    A. 肉、鱼、禽类　　　　　B. 豆类及豆制品　　　　C. 蛋、奶类
    D. 粮谷类　　　　　　　　E. 薯类

3. 必需脂肪酸的良好食物来源是
    A. 海水鱼　　　　　　　　B. 花生油　　　　　　　C. 牛肉
    D. 杏仁等坚果类　　　　　E. 豆油

4. 人体的热能来源于膳食中蛋白质、脂肪和碳水化合物,它们在体内的产热系数分别为
    A. 4kcal/g、9kcal/g、9kcal/g　　　　B. 4kcal/g、9kcal/g、4kcal/g
    C. 9kcal/g、4kcal/g、4kcal/g　　　　D. 4kcal/g、4kcal/g、4kcal/g
    E. 4kcal/g、4kcal/g、9kcal/g

5. 为维持蛋白质代谢正常,60kg 成年男性(轻体力劳动),膳食中每日需补充蛋白质 75g,其中优质蛋白质至少应有
    A. 10g 左右　　　　　　　B. 25g 左右　　　　　　C. 40g 左右
    D. 50g 左右　　　　　　　E. 60g 左右

6. 有利于肠道钙吸收的因素有
    A. 氨基酸、乳糖、维生素 D　　　　　B. 脂肪酸、氨基酸、乳糖
    C. 抗酸药、乳糖、钙磷比　　　　　　D. 乳糖、青霉素、抗酸药
    E. 草酸、维生素 D、乳糖

7. 下列食物中维生素 A 含量丰富的是
    A. 鸡肝　　　　　　　　　B. 猪肉　　　　　　　　C. 玉米
    D. 山药　　　　　　　　　E. 牛肉

8. 以玉米为主食的地区易发生
    A. 脂溢性皮炎　　　　　　B. 癞皮病　　　　　　　C. 脚气病
    D. 佝偻病　　　　　　　　E. 白内障

9. 反复淘洗大米或浸泡加热,损失最多的是
    A. 碳水化合物　　　　　　B. 脂肪　　　　　　　　C. 蛋白质
    D. B 族维生素　　　　　　E. 维生素 C

10. 儿童生长发育迟缓、食欲减退或有异食癖,最可能缺乏的营养素是
    A. 蛋白质和热能　　　　　B. 钙　　　　　　　　　C. 维生素 D
    D. 锌　　　　　　　　　　E. 维生素 B_1

11. 母亲妊娠期间严重缺碘,对胎儿发育影响最大的是

    A. 中枢神经系统   B. 骨骼系统   C. 循环系统

    D. 内分泌系统   E. 呼吸系统

12. 消瘦型营养不良是由于严重缺乏

    A. 热能   B. 蛋白质   C. 蛋白质和热能

    D. 脂肪   E. 碳水化合物

13. 缺乏何种营养素机体容易出现维生素 C 缺乏症

    A. 蛋白质   B. 维生素 A   C. 维生素 D

    D. 维生素 C   E. 钙或铁

14. 以下氨基酸对于婴幼儿来说是必需氨基酸的是

    A. 精氨酸   B. 组氨酸   C. 丝氨酸

    D. 胱氨酸   E. 谷氨酸

15. 与老年人发生的腰背酸痛有较密切关系的营养素是

    A. 钠   B. 钙   C. 铜

    D. 维生素 A   E. 维生素 C

16. 钙的最好来源是

    A. 小虾皮   B. 各种瓜子   C. 奶及奶制品

    D. 白菜   E. 土豆

二、讨论与思考

1. 荤素搭配、粗细搭配食物有什么科学依据？

2. 膳食纤维的生理功能有哪些？

3. 影响钙和铁吸收的因素有哪些？

4. 维生素 C 的良好食物来源有哪些？

5. 某人一日膳食共摄入蛋白质 70g,脂肪 70g,碳水化合物 380g,请计算其全天摄入的能量为多少(kJ)？这三种营养素提供的能量所占全天总能量的比例是否合适？

第二章　妊娠期营养

学习目标

1. 掌握：孕妇的膳食指南、妊娠合并症的基本知识及营养不良对孕妇和胎儿的影响、孕期的营养需要。
2. 熟悉：孕妇的生理变化特点。

据中国人口与发展研究中心发布的统计数据显示，近几年我国人口变动态势较为平稳，继续保持稳定的低生育水平。但由于我国人口基数大，2006—2009 年每年新出生人口也均在 1500 万人以上，2009 年我国全年出生人口为 1615 万人。同时，我国新生儿出生缺陷率在 4% ~6% ，因而每年诞生的新生缺陷儿近 100 万，其大部分与孕期的营养状况有关。因此，我国生育政策内涵中的优生优育既是提高人口素质的重要手段，并且对未来社会整个民族的发展有着重要的作用。掌握孕妇生理特点和常见营养问题，可以给孕妇在妊娠阶段提供膳食营养支持，为生命早期保驾护航。

孕期通常从孕妇末次月经的第一天算起，约为 280 天(40 周)，整个阶段一般分为三期，即孕早期(1 ~12 周)、孕中期(13 ~27 周)、孕晚期(28 ~40 周)。

案例

在准妈妈漫长的"孕程"中，"吃饭"问题显得尤为重要。妊娠期常常遇到由于妊娠反应没了胃口，或者家庭"营养餐"无法满足需求。如何科学地给准妈妈补充营养，生育出健康的宝宝成为一个家庭的"重头戏"。而宝宝的妈妈们在长达 10 个月左右的孕期里，绝大多数无法得到专业的营养饮食咨询和配餐服务，由孕期营养不足或营养过剩引发的各类胎儿问题是准妈妈们最担心的问题。

据统计，仅北京市平均每年就有约 7.8 万新生儿出生。面对这样巨大的市场，国内首家孕妇营养主题餐厅应运而生。在这里，准妈妈们不仅能够轻松得到兼顾个人口味和营养需求的主题餐饮服务，而且餐厅有针对性的细节设计和标准化的质量控制都将让准妈妈们的"吃饭"难题逐步得到改善，餐厅聘请著名营养学家亲自指导孕妇主题餐厅菜单的制定，充分照顾到孕妇特殊生理时期的口味和营养搭配。

据该餐厅负责人介绍，无论餐厅紫色色调的定位，还是餐厅的布置装修细节均精益求精。尤其在孕妇餐厅的所有菜品，一律不含味精、鸡精类的调味品；并且保证低盐、低糖、低脂，充分保存了食品的营养价值，是纯正的绿色食品。翻开菜单，可以看到餐厅根据孕早期、孕中期、孕晚期3个不同时期内准妈妈的营养需求，精心配置的各种套餐。

每个套餐都包含凉菜、主菜、副菜、主食、汤及防孕吐的营养果汁,菜单上还明确标明了每道菜含的营养成分和功效,可满足不同体质、不同孕期准妈妈的特殊需求。另外,餐厅还精心研制了许多功能菜品,如用黑豆、黑芝麻、黑香米等做的粥,不仅口感醇厚,而且具有益气补血、暖胃健脾、补肾强身、活血利水等功效。

请问:1. 孕妇孕早期、孕中期、孕晚期的时间划分是怎样的?
   2. 孕妇孕早期、孕中期、孕晚期的膳食原则是什么?

第一节　妊娠期的生理特点

妊娠是一个复杂的生理过程。妇女在妊娠期需进行一系列生理调整,以便为胎儿提供最佳的生长环境,并维持母体健康。孕期主要的生理改变为:

一、代谢变化

在大量雌激素、黄体酮及绒毛膜促性腺生长素等激素的影响下,母体的合成代谢及分解代谢均增强,总的说来是合成代谢大于分解代谢。蛋白质的合成代谢极旺盛,合成的蛋白质可用以构成胎儿体组织、胎盘和羊水成分,同时,母体自身也需贮存大量的蛋白质,为分娩失血消耗作准备,并为产后乳汁分泌打下基础。整个妊娠期脂肪的贮存量为3～4kg,孕期脂肪的贮存可能是由于孕激素的作用而并非简单的通过增加膳食摄入量所致。脂肪所贮存的能量即可在必要时供给哺乳期增加的能量需要。糖的利用和糖原合成抑制,以节约葡萄糖,保证葡萄糖输送给胎儿,满足胎儿的能量需要。

二、消化系统功能的变化

孕妇因孕酮分泌增加引起平滑肌松弛,胃肠蠕动减慢,消化液分泌减少,孕妇有恶心、呕吐、食欲减退、胃肠胀气及便秘等现象,通常称为妊娠反应;受高水平雌激素的影响,牙龈肥厚,易患牙龈炎和牙龈出血,此外由胆囊排空时间延长,胆道平滑肌松弛,胆汁变黏稠、浓缩,易诱发胆石症;由于胃肠蠕动减慢可延长食物在消化道的停留时间,有利于食物的消化吸收,胃肠对钙、铁、维生素 B_{12}、叶酸等营养素的吸收能力增强,孕后期小肠对铁的吸收率从10%上升到50%,与母体对这些营养素的需要量增加相适应。

三、血液变化

孕期血容量随妊娠月份的增加而增加,自妊娠6～8周时,孕妇血容量开始增加,至妊娠32～34周时达到峰值,最大增加50%。红细胞和白细胞的量也同时增加,至分娩时达到最大值,红细胞增加20%～30%,因血浆增加多于红细胞增加,致使单位血红蛋白水平下降,可出现生理性贫血。孕期血浆营养素水平普遍降低,也与血容量增加和血浆稀释作用有关。血液流量的增加,以及低血浆营养素水平更有利于加速营养素的输送和代谢废物的排出。同时血液量增加也可使心脏负荷量加大和孕晚期的静脉压增高造成液体蓄积形成水肿。

四、肾功能变化

妊娠期间,泌尿系统要排泄母体与胎儿的代谢废物,增加了肾脏的负担,由于肾小球的滤过功能增强,滤过率增加约50%,肾血浆流量增加约75%,某些营养素尿中排出明显增加,如葡萄糖、氨基酸、水溶性维生素,葡萄糖排出量可增加10倍,出现尿糖(可在餐后15分钟出现),因而排出量增加与血糖浓度无关,叶酸排出量可增加一倍,另外蛋白质代谢产物尿素、肌酐等排泄增加,但钙的排出量减少,孕妇肾功能相对不足,容易出现水肿现象,输尿管在孕激素作用下,平滑肌张力降低,蠕动迟缓,加上妊娠子宫经常右旋,压迫右侧输尿管,致输尿管扩张,尿液瘀滞,易引起泌尿系统感染。

五、体重的变化

孕期体重增加是母体和胎儿正常生长发育的重要组成部分,不限制进食的健康孕妇体重平均约增加12kg。体重增长包括两大部分:一是妊娠的产物,包括胎儿、胎盘和羊水;二是母体组织的增长,包括血液和细胞外液的增加,子宫和乳腺的发育以及母体为泌乳而储备的脂肪和其他

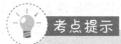

考点提示

孕妇的生理变化特点

营养物质。体重增长的速度随孕期的进展而不同,一般来说,孕早期(1~3个月)增重减少,为1~2kg,而孕中期(4~6个月)和孕后期(7~9个月)则体重增加迅速,分别增加5kg左右,平均每周增加0.3~0.5kg。

孕期合理增重应该视其孕前的BMI而言,体重增长合理范围见表2-1。

表2-1 孕期BMI与体重增长合理范围

BMI值	孕期体重增长值(kg)	每周增长多少为宜
低(BMI<19.8)	12.5~18.0	增长0.4kg为宜
正常(BMI 19.8~26.0)	11.5~16.0	增长0.5kg为宜
高(BMI 26~29)	7.5~11.5	增长0.3kg为宜
肥胖(BMI>29)	6.0~6.8	增长0.3kg为宜

注:BMI即体质指数,计算方法为 $BMI = 体重(kg)/[身高(m)]^2$

第二节 妊娠期营养需要

妊娠期能量及各类营养素的供给的充足程度,是影响胎儿正常生长和母体健康的重要因素之一。由于胎儿各阶段的生长速率不同,妊娠各期所需能量和营养素会有差异,此外,与孕妇对大多数营养素需要增加相比,能量需要量增加的百分比相对较小。因此,孕妇选择食物时注意营养素密度是很重要的。

一、能量

孕期的能量储备总量约为335MJ,这个数值相对应8.5kg组织和4kg的脂肪储备。孕妇所摄入的热能:一方面用于维持正常基础代谢和活动外,另一方面也供给胎儿的生长发育和

母体组织的生长,母体同时要储备一定数量的热能(以脂肪的形式)。孕期基础代谢的增加并不明显。

孕早期即前3个月,热能的增加并不明显,孕中期开始热能需求增加,建议孕中、后期能量推荐的每日摄入量为0.84MJ。在妊娠的后半期应供给高热量食物,因为胎儿将储存脂肪以备出生后的需要,而且母亲也要储备脂肪以备泌乳所需要。由于个体差异和活动量的不同,不能确定一个固定的能量供给量给每一位孕妇,一般可采取定期测量体重的方法来判断能量摄入是否适宜。不同体形的孕妇在孕期增重的多少有所不同,需考虑母体妊娠前的身高及体重,研究表明,孕期增重相同时瘦的母亲所生的婴儿体重往往低于胖的母亲所生的婴儿,故瘦的母亲孕期增重应高于胖的母亲,以保证出生婴儿体重在正常范围内。一般妊娠中后期体重增加每周低于0.3kg者,需增加能量的摄入。孕妇应做有益的体力活动。

二、蛋白质

孕期需增加蛋白质900g以上,所增加的蛋白质主要满足形成母体新组织和胎儿生长时的需要,在孕期前4个月孕妇的进食量增加较少,蛋白质增加主要是从孕中期即第5个月开始,优质的蛋白质是胎儿发育最理想的蛋白质来源。孕妇必须有足够的蛋白质储备来应对分娩过程中的损失和产后消耗,同时有利于泌乳,蛋白质供给不足,会影响胎儿的生长发育。建议孕早期摄入量增加5g,孕中期每日摄入量增加15g,孕晚期每日摄入量增加20g,并应该适当提高动物类和大豆类蛋白质的摄入量,蛋白质供给充足,可避免发生孕妇贫血、营养性水肿和妊娠毒血症的发生;若供给不足,不但对孕妇健康不利,还将影响胎儿中枢神经系统的发育和功能。

三、脂类

脂类是胎儿神经系统的重要组成部分。脑细胞的增殖、生长过程中需要一定量的必需脂肪酸;脑与视网膜中主要的多不饱和脂肪酸是花生四烯酸和二十二碳六烯酸,其对髓鞘和细胞膜的形成过程均有重要作用。孕妇体内的大部分与蛋白质结合的脂肪酸都能通过胎盘,在胎儿血浆中重新与蛋白质结合进一步运输到各组织中。但是孕妇膳食脂肪摄入量不宜过多,一般认为适宜的脂肪提供的热量应占总能量的25%~30%。

四、无机盐

妊娠期对无机盐和微量元素的需要量增加,膳食中易于缺乏的无机盐主要是钙、铁、锌和碘。

(一)钙

妊娠期对钙的需要量明显增加,胎儿从母体摄取大量的钙以供生长发育的需要。当妊娠妇女钙摄入量轻度或短暂性不足时,母体血清钙浓度降低,这时机体甲状旁腺激素的合成和分泌增加,加速母体骨骼和牙齿中钙盐的溶出,从而维持正常的血钙浓度以满足胎儿对钙的需要量;当严重缺钙或长期缺钙时,由于血钙浓度下降,则母体由于骨骼和牙齿中钙用于供给胎儿需要而使母体钙为负平衡,母亲可发生小腿抽筋或手足抽搐,严重甚至导致骨质软化症,胎儿也可发生先天性佝偻病(维生素D缺乏症)。孕早期胎儿储钙较少,平均仅为7mg/d。孕中期逐渐增加至110mg/d,孕晚期钙储留量大大增加,平均储留350mg/d。胎儿约需储留30g钙,以满足牙齿和骨骼生长发育的需要。除此之外,母体也需要储存一些钙以备分泌乳汁需要,故妊娠期钙的需要量增加。因此,孕妇应摄入含钙丰富的食物,膳食中摄入不足时也可以适量补充一些钙制剂,同时注意供给充足的维生素 D,孕妇首选的钙的来源是奶类及奶制品。中国营养学会建议妊娠期膳食钙每日适宜摄入量(AI)为:孕早期800mg,孕中期 1000mg,孕晚期 1200mg。

(二)铁

孕妇铁摄入量不足容易加重妊娠引起的生理性贫血,而且会影响胎儿的铁储备致使胎儿过早出现缺铁性贫血,孕早期缺铁还与早产及低出生体重有关。妇女每次月经一般损失铁 10 ~ 30mg,因此一般情况下储备铁就不多,妊娠中期,母体血容量和血红蛋白增加,使铁的需要量增加。

因此,妊娠期对铁的需要量显著增加:①由于妊娠期母体生理性贫血,需额外补充铁;②母体还要储备相当数量的铁,以补偿分娩时由于失血造成铁的损失;③胎儿肝脏内也需要储存一部分铁,以供出生后 6 个月之内婴儿对铁的需要(因此 6 个月内的婴儿一般不会贫血)。孕期约需增加铁的总量为 1300mg,其中 350mg 满足胎儿及胎盘需要,450mg 用于孕妇红细胞增加,200mg 用于补充分娩时失血所造成的铁的消耗,300mg 在胎儿体内储备,满足出生 6 个月内需要。

虽然营养调查结果显示,我国居民铁摄入量约 30mg,但贫血仍然常见,孕期缺铁性贫血更为常见。据美国疾病预防控制中心(CDC)对低收入孕妇的调查结果显示,孕早期、孕中期、孕晚期缺铁性贫血的患病率分别为 10%、14%、33%。孕期应多吃含铁丰富的食物,最好是以血红蛋白铁的形式供给孕妇,动物肝脏、海产品、坚果和豆类都是较好的铁来源,必要时可在医生指导下加服铁剂。中国营养学会建议妊娠期膳食铁的适宜摄入量(AI)为:孕早期15mg/d,孕中期 25mg/d,孕晚期 35mg/d。

(三)锌

妊娠期妇女摄入充足量的锌有利于胎儿发育和预防先天性缺陷,还可以促进分娩后伤口的愈合。缺锌影响孕妇的味觉,锌不足容易发生"异食癖"。胎儿对锌的需要在妊娠晚期最高,此时胎盘主动转运锌量每日为 0.6 ~ 0.8mg。血浆锌水平一般在妊娠早期就开始下降,直至妊娠结束,比非妊娠妇女低约 35%,所以在妊娠期应增加锌的摄入量。由动物实验发现孕鼠缺锌,仔鼠畸形增加,死胎增多,近年来的流行病学调查表明,胎儿畸形发生率的增加与妊娠期锌营养不良及血清锌浓度降低有关。中国营养学会建议妊娠期膳食锌推荐摄入量(RNI)为:孕早期 11.5mg/d,孕中、后期 16.5mg/d。锌最好来自动物性食物。

(四)碘

孕妇甲状腺功能比较旺盛,其对碘的需要量高于非孕妇女,妊娠期妇女碘缺乏可能导致胎儿甲状腺功能低下,从而引起以生长发育迟缓,认知能力降低为特征的呆小症。但不宜大量服用碘化钾。通过纠正妊娠早期母亲碘缺乏就可以预防。妊娠中期基础代谢率开始增高,反映甲状腺素分泌增加和碘的需要量增加。在严重缺碘的地区,通过给孕妇、乳母和婴幼儿补服碘油,婴幼儿的大脑和身体发育与同龄未干预群体有明显差异,可达到正常发育状态。"0 岁补碘"是消除碘缺乏病致脑损伤,提高新出生人口素质的有效措施,因此,在孕早期纠正母体碘缺乏可以预防克汀病。中国营养学会建议妊娠期膳食碘的 RNI 比妊娠前增加5μg/d,为 200μg/d。最好由蔬菜、海产品供给碘,如海带、紫菜等。

五、维生素

孕妇各种维生素的需要量均高于非孕妇女,维生素对保持孕妇正常生理代谢、促进胎儿正常发育有重要作用,血清中许多维生素水平都由于机体生理性调整而降低。维生素D缺乏可以引起孕妇骨质软化症,新生儿低钙血症和婴儿牙釉质发育不良;孕妇叶酸摄入量不足可引起胎儿低出生体重和神经管畸形,严重缺乏者可引起妊娠期巨幼红细胞贫血。所以,应注意孕妇的维生素的营养。

1. 维生素A 维生素A缺乏会造成孕妇暗适应力下降,血红蛋白合成代谢障碍和免疫功能低下,还可引起胎儿宫内发育迟缓、低出生体重和早产。维生素A还具有抗癌性,但如果大量摄入维生素A,可引起急性、慢性及致畸毒性。孕早期维生素A应注意不要过量,因为大剂量维生素A(2万~5万IU)可导致先天畸形和自发性流产,但相同剂量的β-胡萝卜素无此不良作用,建议摄入量最早期为800μg RE/d,中期为900μg RE/d,后期为900μg RE/d。

2. 维生素D 维生素D的基本生理功能是维持细胞内、外钙浓度,调节钙磷代谢。胎儿骨骼、牙齿的生长需要大量的钙,充足的维生素D可以使孕妇更好地吸收和利用钙,预防孕妇发生负钙平衡。孕期维生素D缺乏可导致母体骨质软化症、新生儿低钙血症、婴儿牙釉质发育不良、手足抽搐。建议摄入量孕中期为5μg/d,后期为10μg/d,孕妇可耐受的最高摄入量为20μg/d。

3. 维生素B_1 维生素B_1缺乏会导致孕妇有脚气病。孕妇维生素B_1的摄入量每天增加0.2mg,建议摄入量为1.3~1.5mg/d。

4. 维生素B_2 维生素B_2与能量代谢有关,维生素B_2的每日摄入量增加2.5mg,建议摄入量为1.7~1.5mg/d。

5. 烟酸 烟酸摄入量为维生素B_1的10倍,建议摄入量为13~15mg/d。长期以玉米为主食者、长期服用抗生素异烟肼及某些特殊情况下烟酸需要量急剧增加者均易导致烟酸缺乏。

6. 维生素B_6 维生素B_6与体内氨基酸、脂肪酸和核酸代谢相关,临床上常用于辅助治疗早孕反应。建议摄入量为1.2~1.9mg/d。

7. 叶酸 叶酸在体内许多重要的生物合成中作为一碳单位的载体发挥重要功能,缺乏叶酸可使同型半胱氨酸向蛋氨酸转化出现障碍,从而导致同型半胱氨酸血症,患此症的母亲所生子女中神经管畸形发生率明显较高,美国近10年的调查发现,约25%的婴儿死亡由先天缺陷引起,其中叶酸缺乏是引起先天缺陷的主要原因,胚胎组织分化,神经管形成在妊娠头28天内,如果该时间段内缺乏叶酸,则可引起畸形,但大多数孕妇此时,往往尚未发觉自己怀孕,因此,叶酸的补充需从围孕期即计划妊娠期或准备妊娠期开始,尤其是那些曾生育过神经管畸形儿的母亲。建议摄入量为600μg/d,可耐受的最高摄入量为1000μg/d。

8. 维生素C 孕早期因妊娠反应和代谢改变,应该供给充足的水溶性维生素,这有利于减轻呕吐和味觉异常。维生素C正常摄入量为100mg/d,建议孕中、后期摄入量均为130mg/d。

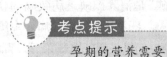

考点提示

孕期的营养需要

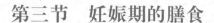

第三节 妊娠期的膳食

《中国居民膳食指南》特殊人群膳食指南中对孕妇作以下建议:①自妊娠4个月起,保证充足的能量;②妊娠后期保持体重的正常增长;③增加鱼、肉、蛋、奶、海产品的摄入。总的说来,孕妇应注意避免刺激性食物如咖啡、浓茶等,不吸烟、不饮酒,尽量少摄入食品添加剂。

一、孕早期膳食

(一)孕早期膳食原则

孕早期是大多数孕妇膳食习惯因妊娠反应而改变的时期,由于恶心、呕吐、食欲下降可能导致营养不平衡,需注意以下几个方面的问题:①食物宜清淡、可口、品种丰富不偏食,以"增食欲、易消化"为主题,愉快进餐;②科学应对妊娠反应;③少食多餐,适度照顾食物喜好,保证摄入充足营养;④保证碳水化合物充足摄入,每天保证至少150g以上,预防因饥饿导致血中酮体堆积导致的胎儿脑发育不良;⑤继续补充叶酸和维生素B_{12},预防胎儿神经管畸形和恶性贫血。

(二)孕早期食谱推荐

孕早期孕妇的能量摄入量尽管变化不大,但是某些重点营养素如B族维生素尤其是叶酸还是要在食物选择时关注的,这个时期,保障孕妇食欲,减轻妊娠反应是关键。孕早期食谱推荐见表2-2。

表2-2 孕早期食谱推荐

餐次	食物及其原料组成
早餐	牛奶麦片粥(牛奶200g、全麦片50g);五香茶鸡蛋(鸡蛋50g);酱八宝菜20g
午餐	金银饭(糯小米30g、大米70g);鲜熘鸡片(鸡肉50g、蘑菇50g、大葱20g);双色菜花(花菜50g、西兰花50g);南瓜绿豆排骨汤(南瓜30g、绿豆20g、排骨50g)
下午点	面包50g;西瓜100g
晚餐	三鲜抄手(面粉100g、猪肉30g、白菜50g、虾皮10g);嫩玉米200g

二、孕中期膳食

(一)孕中期膳食原则

孕中期是孕妇自身组织增长和胎儿生长发育及大脑发育迅速的阶段,此期孕妇妊娠反应已经消失,食欲明显地好转,食物及营养素摄入随之改善,孕妇体内开始贮存脂肪和蛋白质,同时孕妇贫血和缺钙现象增多,对能量和各种营养素的需要增加,合理营养和平衡膳食十分重要。在这个时期应注意以下几点:①增加优质蛋白质的供给量和能量摄入,保证孕妇组织增长和胎儿的生长发育;②围绕预防治疗妊娠期贫血为中心,选择适宜的食物;③随着胎儿骨骼发育,钙的需求量增加,含钙食物的供给应该重视;④食物荤素搭配,特别是红色、黄色及深绿色蔬菜的摄入,而且保证充足的膳食纤维,防止便秘的发生。

(二)孕中期食谱推荐

孕中期孕妇的能量摄入和蛋白质需求量增加较快,这一点在食谱中体现出来。这个时期的孕妇膳食既要满足营养需要,也要防止孕妇发生的生理性贫血和骨质软化症等。孕中期食谱推荐见表2-3。

表2-3 孕中期食谱推荐

餐次	食物及其原料组成
早餐	紫米粥(紫米50g、大米30g、大枣8个);奶酪蛋饼(鸡蛋50g、奶酪30g);番茄30g
上午点	甜橙150g
午餐	米饭(大米150g);腰果炒虾仁(虾仁100g、腰果30g、胡萝卜30g);炒生菜(生菜100g);猪红豆腐汤(猪血50g、豆腐30g、豌豆苗30g)
下午点	酸奶200g;面包50g
晚餐	米饭(大米100g);清蒸鳜鱼(鳜鱼100g);甜椒肉丝(青、红、黄甜椒75g、猪瘦肉50g);炒菜心(绿菜心100g)
晚点	百合银耳羹(银耳30g、百合20g、冰糖5g)

三、孕后期膳食

(一)孕后期膳食原则

此期胎儿生长发育最快,胎儿的体重的大约一半是在该时期增长的,其肌肉、骨骼及大脑发育和功能不断完善,同时胎儿体内要贮存一定的钙、铁和脂肪等营养物质为出生后利用,母体也要贮存大量的营养素为分娩和哺乳做准备。这个时期要注意以下几个方面:①合理增重,限制能量密度高的食物摄入,避免孕妇过重以及胎儿过大,给分娩带来困难;②奶类及其制品摄入量增加,钙的摄入量需提高;③孕后期为胎儿大脑发育重要时期,应该多补充一些长链多不饱和脂肪酸及类脂以满足需要;④控制食盐摄入量,特别是出现水肿的孕妇及高龄孕妇,以免使水肿加重或发生妊娠高血压综合征;⑤摄入充足膳食纤维,防止便秘。

(二)孕后期食谱推荐

孕后期孕妇的膳食应在增加能量摄入基础上,尽量保证食物的多样性,同时针对孕妇的个体特点进行调整,进而防止不合理增加体重的现象发生,以防止各种妊娠期并发症。孕后期食谱推荐见表2-4。

考点提示

孕期膳食原则

表2-4 孕后期食谱推荐

餐次	食物及其原料组成
早餐	牛奶250g;花卷(面粉50g);咸面包(面粉50g)
上午点	牡蛎蛋羹(鸡蛋50g、牡蛎肉20g)
午餐	薯仔饭(红薯仔50g、大米100g);红烧海参(海参150g、猪肉50g、白菜100g);香菇油菜(油菜150g、香菇100g);营养牛骨汤(牛骨200g、胡萝卜50g、番茄50g)

续表

餐次	食物及其原料组成
下午点	五谷豆浆(黄豆50g、黑豆30g、花生20g、核桃仁20g、莲子10粒)
晚餐	米饭(大米100g);肉片冬笋(冬笋50g、猪瘦肉50g);素炒韭黄(韭黄100g);冬寒菜汤(冬寒菜50g、芽菜10g)
晚点	香蕉100g

第四节 妊娠期常见营养问题

孕妇的主要营养问题是孕期营养不良,营养不良包括营养不足和营养过剩。营养不良影响胎儿正常发育和身体健康;营养过剩同样对母体和胎儿不利,一是出现巨大儿,易导致难产;二是孕妇体内可能有大量水潴留和易发生糖尿病、慢性高血压病及妊娠高血压综合征。此外,孕妇吸烟、饮酒、喝茶或咖啡过多等均对胎儿和母体的健康有不良影响。

一、营养不良

(一)营养不良对母体的影响

1. 引起营养缺乏病 妊娠期需要进行充足的营养储备,但是由于各种原因可能导致部分孕妇在妊娠期出现营养不良。孕妇营养缺乏病主要情况如下:①营养性贫血,主要指缺铁性贫血或缺乏叶酸和维生素 B_{12} 引起巨幼红细胞性贫血;②缺钙和维生素 D 引起骨质软化症;③蛋白质摄入量严重不足和维生素 B_1 缺乏引起的营养不良性水肿;④免疫功能下降。

2. 妊娠合并症 据研究观察 120 名低收入并伴有营养不良的妇女,同时观察 170 名高收入并有良好医疗保健的孕妇和 96 名低收入并同时服用营养素补充剂的孕妇作对照,结果发现前者孕期并发症如流产、早产及婴儿死亡率明显高于高收入及补充营养素的低收入足孕妇。进食传统中国膳食的孕妇,产后骨密度仅为非孕同龄妇女的 86%,补充 50g 奶粉(约300mg 钙)的孕妇,产后骨密度可为非孕妇的 90%。妊娠合并症常见的有高血压综合征、妊娠期糖尿病等,营养不良可导致这些合并症发病率增加。

(二)营养不良对胎儿健康的影响

1. 胎儿生长发育迟缓 胎儿生长发育迟缓而生产低体重儿的原因主要是妊娠期,特别是中、晚期的能量、蛋白质和其他营养素摄入不足。胎儿生长发育迟缓与成年期的许多慢性病有关,如心血管疾病、血脂代谢异常和糖代谢异常。

2. 低出生体重 低出生体重是指新生儿出生体重小于 2500mg。低出生体重婴儿围生期死亡率为正常婴儿的 4~6 倍,不仅影响婴幼儿期的生长发育,还可以影响儿童期和青春期的体能和智能发育,低出生体重和成年后慢性疾病(如心血管疾病、糖尿病等)的发生率增加相关。其影响因素较多,与营养相关的主要有:孕期增重低;孕前体重低;孕妇血浆总蛋白和白蛋白低;孕妇维生素 A、叶酸缺乏;孕妇贫血与大量饮酒。

3. 先天性畸形 各种先天畸形儿产生的原因通常是孕早期妇女因某些微量元素、维生素摄入不足或摄入过量,例如叶酸缺乏可能导致神经管畸形,主要表现为无脑儿和脊柱裂;维生素 A 缺乏或过多可能导致新生儿畸形。

4. 脑发育受损 从妊娠第 30 周至出生后 1 年左右胎儿脑细胞数增殖最快,随后脑细胞数量不再增加而只是脑细胞体积增大。因此,妊娠期的营养状况,特别是妊娠后期母体蛋白质和能量摄入量的充足程度直接关系到胎儿的脑发育,还可影响以后的智力发育。

5. 巨大儿　巨大儿是指新生儿出生体重>4000g。孕妇盲目进食或进补可能导致能量与某些营养素摄入过多,孕期增重过多,也可导致胎儿生长过度。我国一些大、中城市巨大儿发生率逐渐上升,有些地区已经达到8%左右。有研究表

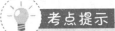

明孕后期血糖升高可引起巨大儿。巨大儿不仅在分娩中容易造成产伤,给分娩带来困难,还和婴儿成年后慢性病(如肥胖、高血压和糖尿病)的发生密切相关。

二、营养过剩

孕妇营养过剩不但不利于自己的身体健康,而且对于胎儿的正常发育也有很不好的影响。

(一) 造成胎儿体型较大引起难产等问题

孕妇摄取过多的主食容易造成过多的热量囤积在体内,致使胎儿的体型较大。胎儿体型较大还会引起难产,如果胎儿体重超过3.5kg难产的概率高达53%;胎儿体重超过4kg,难产的概率高达68%。容易发生早破水、胎位不正、自然分娩困难、手术率增加、产后出血、感染、产道损伤、伤口愈合不良等。同时,胎儿宫内缺氧、产伤如颅脑损伤、肩难产、肢体骨折等发生率也增加,胎儿、婴儿死亡率明显上升。

(二) 造成孕妇身体过胖引起各种疾病

在妊娠期间摄入营养过多,孕妇身体容易过胖,孕妇会脂肪贮存增加、细胞代谢异常、细胞外间隙增大,出现以水肿、高血压、尿蛋白为主要症状的妊娠高血压综合征。营养过剩还会造成孕妇血糖过高,这会加重胰腺负担诱发糖代谢障碍,严重者日后就可能发展为糖尿病患者。

(三) 孕早期摄入过量的维生素 A 有明确的致畸作用

孕妇摄取大量的动物肝脏致使体内的维生素 A 过量(尤其是孕早期摄入过量的维生素 A 有明确的致畸作用),容易影响胎儿心脏、大脑的发育,甚至会导致生殖器畸形。

本章小结

　　妇女在妊娠期需进行一系列生理调整,包括代谢变化、消化系统功能的变化、血液变化、肾功能变化、体重的变化;妊娠期妇女的各类营养素的供给是否充足,直接影响胎儿和母亲的健康,由于胎儿各阶段生长情况不同,妊娠各期所需能量和营养素会有差异,必须注重妊娠期各类营养素的需求,包括能量、蛋白质、脂肪、无机盐、维生素。孕妇的合理膳食原则分为孕早期、孕中期、孕后期三个阶段,《中国居民膳食指南》特殊人群膳食指南中对孕妇作以下建议:①自妊娠4个月起,保证充足的能量;②妊娠后期保持体重的正常增长;③增加鱼、肉、蛋、奶、海产品的摄入。孕妇的主要营养问题是孕期营养不良,营养不良包括营养不足和营养过剩。营养不良影响胎儿正常发育和身体健康;营养过剩同样对母体和胎儿不利,一是出现巨大儿,易导致难产;二是孕妇体内可能有大量水潴留和易发生糖尿病、慢性高血压病及妊娠高血压综合征。

(占颖鹏)

 目标测试

选择题

A1 型题

1. 从营养学角度来看,保障成功妊娠的基础是
   A. 合理补充微量元素　　　　B. 合理摄取能量　　　　C. 补充维生素
   D. 尽早开始补充叶酸　　　　E. 注意营养素摄入的平衡

2. 下列关于孕期能量摄入量增加的说法正确的是
   A. 从妊娠开始即应增加能量的摄入　　B. 从计划妊娠开始即应增加能量的摄入
   C. 从妊娠中期开始增加能量的摄入　　D. 从妊娠晚期开始增加能量的摄入
   E. 妊娠期能量摄入量的增加依据个人的食量及口味而定

3. 对脑和视网膜发育有重要作用的脂肪酸是
   A. 花生四烯酸和软脂酸　　　　　　B. 硬脂酸和花生四烯酸
   C. 二十二碳六烯酸和软脂酸　　　　D. 花生四烯酸和二十二碳六烯酸
   E. 硬脂酸和二十二碳六烯酸

4. 孕妇易缺乏的微量元素有
   A. 钙、铁、碘　　　　　　B. 锰、铁、锌　　　　　　C. 铁、碘、锌
   D. 铜、碘、锌　　　　　　E. 钙、铁、碘、锌

5. 孕妇首选的钙的来源是
   A. 营养补充剂　　　　　　B. 钙片　　　　　　C. 鸡蛋
   D. 奶类及其制品　　　　　E. 骨头汤

6. 孕妇补铁的主要目的是
   A. 红细胞增加　　　　　　B. 肝脏的储留　　　　　　C. 脾脏储留
   D. 增强胎儿免疫力　　　　E. 预防贫血

7. 为预防神经管畸形的发生,适宜的叶酸摄入量为
   A. 0.2mg/d　　　　　　B. 0.3mg/d　　　　　　C. 0.6mg/d
   D. 0.9mg/d　　　　　　E. 1.0mg/d

8. 孕早期的膳食原则包括
   A. 按照喜好,选择促进食欲的食物　　B. 补充长链多不饱和脂肪酸
   C. 补钙　　　　　　　　　　　　　D. 补充充足的能量
   E. 保证充足的鱼、禽、蛋等

9. 孕末期的膳食原则包括
   A. 补充充足的能量　　　　　　　　B. 补充长链多不饱和脂肪酸
   C. 补铜　　　　　　　　　　　　　D. 按照喜好,选择促进食欲的食物
   E. 保证充足的鱼、禽、蛋等

X 型题

10. 孕期母体供给不足,会影响胎儿脑发育的是
    A. 亚油酸　　　　　　B. 亚麻酸　　　　　　C. 碘

D. 叶酸 E. 钙

11. 孕期营养不良对胎儿的影响包括
   A. 生长停滞 B. 宫内发育迟缓 C. 早产
   D. 新生儿低出生体重 E. 先天畸形

12. 孕末期营养要点是
   A. 进一步补充充足的能量 B. 补充长链多不饱和脂肪酸
   C. 补钙 D. 补充叶酸,预防神经管畸形
   E. 补充维生素 A

13. 下列食物适宜孕早期食用的有
   A. 鲜橙 B. 清炒荷兰豆 C. 花生煲猪腱子肉
   D. 豆腐鱼头汤 E. 东坡肉

14. 孕期维生素 D 缺乏,可引起新生儿
   A. 低钙血症 B. 神经管畸形 C. 脚气病
   D. 手足抽搐 E. 无脑儿

15. 孕妇钙缺乏的危害包括
   A. 母体的骨密度降低 B. 母体骨质软化 C. 母体佝偻病
   D. 新生儿低钙血症 E. 母体骨质疏松

16. 孕妇对铁的需要主要用于
   A. 红细胞增加 B. 胎盘的储留
   C. 胎儿体内的储留 D. 增强胎儿免疫力
   E. 增强孕妇免疫力

17. 孕早期的膳食要点包括
   A. 少食多餐,想吃就吃 B. 补充长链多不饱和脂肪酸
   C. 选择容易消化吸收的食物 D. 按照喜好,选择促进食欲的食物
   E. 补充叶酸

第三章　哺乳期营养

学习目标

1. 掌握：产妇营养、促进乳汁分泌的方法。
2. 熟悉：乳母的营养需要与合理膳食。
3. 了解：哺乳期的生理变化特点。

胎儿娩出后，产妇便进入以自身乳汁哺育婴儿的哺乳期。乳母的营养合理有利于母体自身健康的早日恢复，也有利于保证乳母喂养婴儿有充足的乳汁。因此，多年来我国大力提倡母乳喂养及母婴同室，这对母婴健康均有益处。

案例

最近，某论坛网站上有产妇发帖，控诉其请的"月嫂"的种种不是，发帖者自述其花5000元从家政服务中心请的所谓"金牌月嫂"，得到的完全不是金牌服务。"完全不负责产妇的饮食，完全不懂乳母的膳食原则，也不懂乳母在哺乳期的饮食禁忌。喂小孩吃奶后，拍的时间很短，根本不管其是否打嗝就放下了，导致小孩大量吐奶。装奶的奶瓶就放在空调底下吹热风，一放好几个小时，也不管奶是否变质"。该帖引起了众多网友的关注，多数也是倾诉对月嫂服务的不满。

"月嫂"是家政服务中专业护理产妇与新生儿的母婴护理员，也称月子保姆。目前我国并没有月子保姆专业认证，也没有相关职业标准，所以很多"金牌月嫂"系家政公司自己评定。针对当前月子保姆市场的混乱，很多月子保姆中心呼吁相关部门应该出台行业准入制度。

请问：1. 你认为"月嫂"应该掌握的乳母膳食原则是什么？
　　　2. 你认为"月嫂"应该提醒乳母在哺乳期慎食哪些食物？

第一节　哺乳期生理特点

泌乳过程是一种复杂的神经反射，受神经内分泌因素的影响。乳腺在孕晚期主要受雌激素和孕酮的影响，前者作用于乳腺的导管系统，而后者作用于乳腺囊泡的增生。分娩后孕酮消退，催乳激素升高，导致乳汁的分泌。乳汁的分泌是在乳腺腺泡细胞，而乳腺腺泡又连接许多乳腺导管，乳腺导管、乳腺腺泡的周围是脂肪、结缔组织和血管。妊娠期间乳房较正常时增大 2~3 倍,同时乳腺腺泡、导管处于分泌乳汁的准备状态。

乳汁的分泌受两个反射的控制,其一是产奶反射,当婴儿开始吮吸乳头时,刺激乳母垂体产生催乳素引起乳腺腺泡分泌乳汁,并存集于乳腺导管内;另一个反射是下奶反射,吸吮乳头可引起乳母神经垂体释放催产素,引起乳腺腺泡周围的肌肉收缩,促使乳汁沿乳腺导管流向乳头。下奶反射易受疲劳、紧张、乳头破裂引起疼痛等情绪的影响。催产素同时还作用于子宫,引起子宫肌肉收缩,从而可帮助停止产后出血,促进子宫复原。

母乳分为三期:①产后第 1 周分泌的乳汁为初乳,呈淡黄色,质地黏稠;富含免疫蛋白,尤其是乳铁蛋白和分泌型免疫球蛋白 A 等,但乳糖和脂肪较成熟乳少。②产后第 2 周分泌的乳汁称为过渡乳;过渡乳中的乳糖和脂肪含量逐渐增多。③第 2 周以后分泌的乳汁为成熟乳,呈乳白色,富含蛋白质、乳糖和脂肪等多种营养素。

乳母营养状况影响泌乳量。乳母对营养的需求主要用于两个方面,除为满足母体恢复健康的需要外,更重要的是为泌乳提供物质基础。孕末期临近分娩时,乳房已可分泌少量乳汁,产后当婴儿开始吮吸乳头则乳汁分泌很快增加。产后第一天的泌乳量约为 50ml,第二天约分泌 100ml,到第二周增加到 500ml/d 左右,一般达到有效和持久地正常分泌在产后 10~14 天,随后逐渐增加,1 个月后在 650ml 左右,到了第 3 个月以后,泌乳量就可达到 800~1000ml。正常乳汁分泌量为 750~850ml/d。泌乳量少是母亲营养不良的一个表现特征。若乳母营养不良,首先表现在泌乳量的下降。在诸多营养素中,蛋白质对泌乳量的影响大。通常根据婴儿体重增长率作为奶量是否足够的指标。

乳母的营养状况好坏将直接影响乳汁的营养素含量;从而影响婴儿的健康状况。乳母营养不良,则乳汁中的蛋白质、脂肪含量相应下降;水溶性维生素随食物变化大,脂溶性维生素则随食物的变化小。母乳中脂肪酸、磷脂含量也受乳母膳食营养素摄入量的影响。

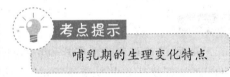

考点提示

哺乳期的生理变化特点

第二节 哺乳对母亲健康的影响

一、近期影响

1. 促进产后子宫恢复 当哺乳过程中婴儿对乳头的不断吸吮时,刺激母体催产素的分泌,从而引起子宫收缩,有助于促进子宫恢复到孕前状态。

2. 延长恢复排卵的时间间隔 母乳喂养能够延长分娩后至恢复排卵的时间间隔,延迟生育。目前一致认为,当婴儿吸吮乳汁时,下丘脑促性腺激素释放激素的规律性释放得到了抑制,而后者对卵泡的成熟以及排卵是必需的。

3. 促进乳房乳汁排空 哺乳可以促进母体乳房中乳汁的排空,因而避免发生乳房肿胀和乳腺炎。

二、远期影响

1. 哺乳与肥胖的关系 乳母在哺乳期分泌乳汁,这需要消耗大量的能量,促使孕期所贮存的脂肪被消耗,可预防产后肥胖,有利于乳母体重尽快复原。

2. 哺乳与骨质疏松症的关系 重新构建乳母的钙贮存,对于降低乳母患骨质疏松症的危险性具有潜在意义。按每天泌乳 750ml 计算,持续 6 个月哺乳的妇女乳汁中的钙丢失量约为 50g,约占母体全身总钙量的 5%。有研究表明哺乳期间母体钙的吸收率可能有所增加,但是仍有约 30g 钙通过乳汁从乳母转运至婴儿。

3. 哺乳与乳腺癌的关系 大量研究结果表明,哺乳可降低乳母以后发生乳腺癌和卵巢癌的危险性。

第三节 哺乳期营养需要

一、能量

哺乳期妇女对能量的需求有所增加,一方面要满足母体自身对能量的需要,另一方面要供给乳汁所含的能量和乳汁分泌过程本身消耗的能量。根据哺乳期每日泌乳量 700 ~ 800ml,每 100ml 乳汁含能量 280 ~ 320kJ,母体内的能量转化为乳汁所含的能量,其效率以 80% 计算,则母体为分泌乳汁应增加能量为 2450 ~ 3200kJ。由于乳母在孕期储存了一些脂肪,可用以补充部分能量。考虑到哺育婴儿的操劳及乳母基础代谢的增加,中国营养学会推荐的乳母每日能量 RNI 应较正常妇女增加 2.1MJ,6 个月以后仍保持完全母乳喂养者应增加能量摄入 500 ~ 650kcal/d。

衡量乳母摄入能量是否充足,应以泌乳量与母亲体重为依据。当母体能量摄入适当时,其分泌的乳汁量既能使婴儿感到饱足,且母体自身又能逐步恢复到孕前体重。

二、蛋白质

哺乳期妇女摄入适量的蛋白质对维持婴儿的生长发育、免疫和行为功能等十分重要。蛋白质的摄入量,对乳汁分泌的数量和质量的影响最为明显,乳母膳食中蛋白质量少质差时,乳汁分泌量将大量减少,并动用乳母组织蛋白以维持乳汁中蛋白质含量的正常。正常情况下,每天从乳汁中排出的蛋白质约为 10g,母亲摄入的蛋白质转化成乳汁中蛋白质的转换率约为 70%,蛋白质质量较差时,转换率降低。人乳中蛋白质的含量约为 1.2g/100ml,若按前 6 个月的平均泌乳量 750 ~ 800ml/d 计算,则含蛋白 9.0 ~ 9.6g,相当于每日摄入 12.8 ~ 13.7g 膳食蛋白。考虑到我国的膳食构成以植物性食物为主,膳食蛋白质的生物学价值不高,其转换率较低。中国营养学会建议乳母蛋白质的 RNI 为在非孕妇女基础上每日增加 20g。建议乳母多吃蛋类、乳类、瘦肉类、肝、肾、豆类及其制品。

三、脂类

乳母在能量平衡时,乳汁中脂肪酸组成与膳食中脂肪酸组成相似,乳汁各种脂肪酸的比例随乳母膳食脂肪酸摄入状况而改变;但是当乳母能量摄入不足时,机体动用的是体内脂肪储备,这种情况下乳汁中脂肪成分与体内储备脂肪的组成相似。婴儿的生长发育需要乳汁提供的能量,而脂肪的产能最高,由于婴儿中枢神经系统发育及脂溶性维生素吸收等的需要,乳母膳食中必须有适量的脂肪,尤其是多不饱和脂肪酸。

在一天当中乳汁中的脂肪含量有所变化,每次哺乳结束前脂肪含量升高,可以促进婴儿入睡,保证婴儿的生理睡眠的要求。乳汁中的脂肪含量要受膳食脂肪成分的影响,摄入动物性脂肪多时,乳汁中饱和脂肪酸含量相对增高。

每日脂肪供给能量应占总热量的 20% ~ 25%。

四、无机盐

人乳中主要矿物质钙、磷、镁、钾、钠的浓度一般不受膳食的影响。微量元素中,碘和硒的膳食摄入量增加,乳汁中的含量也会相应增加。

1. 钙　人乳中钙的含量较为稳定,每天从乳汁中排出钙的量约为 300mg。母乳中的钙含量约 34mg/100ml。当乳母摄入的钙不足时不会影响乳汁的分泌量及乳汁中的钙含量,但会影响母体体内的钙储备,母体骨骼中的钙将被动用以维持乳汁中钙含量的恒定。乳母缺钙可导致乳母出现腰腿酸痛,抽搐,甚至发生骨质软化症。为保证乳汁中正常的钙含量,并维持母体钙平衡,应增加乳母钙的摄入量。中国营养学会推荐的乳母钙 AI 为 1200mg。除多食用富含钙质的食物(如乳类和乳制品)外,也可用钙剂、骨粉等补充。

2. 铁　人乳中铁含量低,母乳中铁含量仅为 0.05mg/100ml,是由于铁不能通过乳腺输送到乳汁。每日由乳汁中丢失的铁总量为 0.3 ~ 0.4mg,由于膳食中铁的吸收率仅为 10% 左右,因此每日从膳食中额外增加的摄入量至少应在 4mg 以上。为了预防乳母发生缺铁性贫血,应注意乳母的膳食中铁的补充。中国营养学会推荐的乳母铁的 AI 为 25mg/d。

3. 碘和锌　这两种微量元素与婴儿神经系统的生长发育及免疫功能关系较为密切,乳汁中碘和锌的含量受乳母膳食的影响,中国营养学会推荐的乳母碘和锌的 RNI 分别为 200μg/d 和 21.5mg/d,都高于非哺乳妇女。

五、维生素

脂溶性维生素不能通过乳腺屏障,在乳汁中含量偏低。维生素 A 能部分通过乳腺,所以乳母维生素 A 的摄入量可影响乳汁中维生素 A 的含量。但膳食中维生素 A 转移到乳汁中的数量有一定限度,超过这一限度则乳汁中的维生素 A 含量不再按比例增加,因此维生素 A 在初乳中含量高,后逐渐下降。维生素 D 几乎不能通过乳腺,故母乳中维生素 D 含量很低。维生素 E 具有促进乳汁分泌的作用。

中国营养学会推荐的乳母维生素 A、维生素 D 和维生素 E 的 RNI 分别为 1200μg/d、10μg/d 和 14mg α-TE/d。

水溶性维生素大多可通过乳腺,其达一定水平时不再增高是由于乳腺可调控其进入乳汁的含量。水溶性维生素随着膳食摄入量变化较大,如维生素 C 在母乳中含量约 4.7mg/100ml,母亲从牛奶中获取的维生素 C 随牧草的季节不同而不同,一般来说,夏季牧草较冬季牧草的营养要丰富些。乳母储备充足的维生素 B_1 有利于泌乳。中国营养学会推荐的乳母维生素 B_1、维生素 B_2、烟酸和维生素 C 的 RNI 分别为 1.8mg/d、1.7mg/d、18mg/d 和 130mg/d,高于非哺乳妇女。

六、水

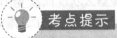
考点提示

哺乳期的营养需要

一般来说,水不作为特殊需要,但乳母摄入的水量与乳汁分泌量有密切关系,如水分摄入不足将直接影响乳汁的分泌量。乳母平均每日泌乳量为 0.8L,故每日应从食物及饮水中比成人多摄入约 1L 水。可通过多喝水和多吃流质食物来补充。

第四节 哺乳期的膳食

哺乳期要合理调配膳食,做到品种多样、数量充足、营养价值高,以保证婴儿与乳母都能获得足够的营养。

一、产褥期膳食

从胎儿、胎盘娩出至产妇全身器官除乳腺外恢复或接近正常未孕状态的一段时间就是产褥期,一般为 6 周。如无特殊情况分娩后 1 小时就可让产妇进食易消化的流质食物或半流质食物,如牛奶、稀饭、肉汤面、蛋羹等,次日起可进食富含优质蛋白质的平衡膳食,一般为普通食物。

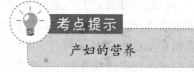

考点提示

产妇的营养

如果哺乳则要比平常增加蛋白质 25 ~ 35g/d,同时要多喝汤和含水分多的食物及含膳食纤维多的食物以防便秘,餐次可每日 4 ~ 5 次。还要适量补充维生素和铁。

二、哺乳期膳食

(一) 哺乳期膳食原则

《中国居民膳食指南》中关于乳母的膳食指南特别强调了保证供给充足的能量和增加鱼、肉、蛋、奶、海产品摄入。

1. 保证充足的能量 乳母每天分泌 600 ~ 800ml 的乳汁喂养孩子,当营养供应不足时,会消耗自身组织来喂养孩子,因此必须供给乳母充足营养。

食物品种应该多样,不偏食,保证摄入足够营养素。乳母在妊娠期所增长的体重大约有 4kg 脂肪,这些孕期储存脂肪可在哺乳期消耗以提供能量,按照哺乳期 6 个月计算,那么每日由储存脂肪提供的能量为 968kJ。

2. 增加鱼、肉、蛋、奶、海产品的摄入 我国推荐膳食营养素参考摄入量建议乳母膳食蛋白质每日应增加 25g。因为 800ml 乳汁含蛋白质 10g,母体膳食蛋白质转变为乳汁蛋白质的有效率为 70%。

人乳钙的含量较稳定,乳母每天通过乳汁分泌的钙近 300mg,膳食摄入钙不足时,为了维持乳汁中钙含量的恒定,就要动员母体骨骼中的钙,所以乳母对钙的需要量增加,应注意钙的补充,应多食含钙丰富的食品,如奶制品、豆类、小鱼和小虾。我国推荐膳食营养素参考摄入量建议乳母钙摄入量每天为 1500mg,钙的最好来源为牛奶,乳母如果饮用牛奶 500ml,可获得 570mg 钙。

另外,乳母应多吃些动物性食物和大豆制品以供给优质蛋白质,同时应多吃些水产品。乳母每天摄入的蛋白质应保证 1/3 以上是来源于动物性食物的优质蛋白质。大豆及其制品也是优质蛋白质的良好来源。海鱼脂肪富含二十二碳六烯酸(DHA),牡蛎富含锌,海带、紫菜富含碘,乳母多吃些海产品对婴儿的生长发育有益。

3. 供应充足的新鲜蔬菜和水果 新鲜的蔬菜和水果可以提供丰富的维生素 C、无机盐、水分和膳食纤维,可促进食欲,防止便秘,并促进乳汁分泌。

4. 少吃盐、腌制品和刺激性强的食物 以免有些不良成分通过乳汁进入婴儿体内,对婴儿产生不利影响。

5. 注意烹饪方式 烹调方法应多用炖、煮、炒，少用油煎、油炸。如畜禽肉类、鱼类以炖或煮为宜，食用时要同时喝汤，这样既可增加营养，还可促进乳汁分泌。

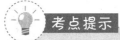

（二）哺乳期其他膳食问题

1. 增进泌乳和抑乳的办法 我国传统常用：花生仁炖猪蹄、红糖荷包蛋。抑乳法：以麦芽或苦味的青菜煎水服之。

2. 哺乳期慎食的食物 经验证明，下列几类食物需要禁食。

"产后宜温"。由于产后气血虚亏，阳气不足，产后不宜吃冷饮、冰镇食物以及性寒的食物。水果也应选择性温、性平的为好。

哺乳妇女不宜吃生麦芽制品，因为生麦芽回乳力强，食后会引起乳汁分泌减少甚至干涸。哺乳妇女不宜吃过酸食物，酸涩之品可妨碍乳汁畅通。

3. 汤菜的食用 在中国传统饮食中，汤菜具有简单易做、营养丰富的特点。鸡汤、鸭汤、鱼汤、排骨汤等具有促进泌乳的作用，还有如团鱼、墨鱼、鱿鱼、海参等水产品做的汤菜均有促进泌乳的功效。产科医院一般推荐鲫鱼汤（做法：先将鲫鱼用猪油略炸，再加适量水猛火熬至乳白色即可）。

三、哺乳期常见的营养问题

当乳母各种营养素摄入量不足，体内的分解代谢将增加，最常见是乳母体重减轻，或可出现营养缺乏病症状，并且影响乳汁的质量和数量。我国乳母的主要营养问题是，当铁、钙、锌、维生素 A、维生素 B$_2$ 等微量营养素缺乏时，会影响子代出生后的生长发育。

钙营养不足是乳母比较突出的问题，钙摄入量不足时，母体则需要动员体内骨骼的钙储存，使母体骨钙物质减少，增加其软骨症和骨质疏松症的发生危险。为保证乳汁中正常的钙含量，并维持母体钙平衡，应增加乳母钙的摄入量。中国营养学会推荐的乳母钙 AI 为 1200mg。

我国乳母缺铁性贫血和铁缺乏症仍然较高，2002 年的全国营养与健康调查表明，我国乳母的贫血患病率为 24.0%，其中城市为 19.6%，农村为 21.3%，因此，中国营养学会推荐的乳母铁的 AI 为 25mg/d。

维生素 A 在初乳中含量高，后逐渐下降，膳食补充维生素 A 可提高乳汁中维生素 A 含量，但是膳食中的维生素 A 转移到乳汁中的数量有一定限度，超过一定限度乳汁含量不再按比例增加。乳母储备充足的维生素 B$_1$ 有利于泌乳。两者的推荐摄入量如前一节所述。

长链多不饱和脂肪酸（DHA、花生四烯酸）对儿童智力和行为发育有重要的促进作用，因此，鼓励乳母多吃鱼类，特别是深海鱼类，哺乳期母亲补充鱼油，可促进儿童认知和行为发育。

四、孕妇与乳母的食疗

孕妇和乳母由于妊娠与分娩、哺乳等原因造成生理变化。一般情况下以及机体反应较轻者，可用饮食养生方法加以调理。其调理的总原则为胎前宜凉、产后宜温，即妊娠期应偏寒凉清淡而营养丰富的食物，产后则宜选食温补性而具有通乳作用的食物。

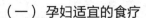

（一）孕妇适宜的食疗

1. 油菜粥　新鲜油菜 50～100g，粳米 100g，煮粥。时时服食，具有健脾补虚、清热解毒的功效，怀孕时可适当间服，以免胎火妄动。如发现胎位不正，服食油菜粥也有一定的帮助。

2. 黄馍糕　面粉 750g，白糖 750g，鸡蛋 1kg，瓜子仁、桂圆肉、青红丝共 50g，熟猪油 10g，蒸糕分数次食用。有益血安神、滋阴润燥等作用，气血亏虚的孕妇宜食。

（二）乳母适宜的食疗

1. 鲫鱼汤　鲜鲫鱼 1 尾，黄豆芽 30g，通草 3g，鱼洗净炖煮，加入豆芽、通草。鱼熟汤成后去通草，吃豆芽、喝汤。有温中下气、利水通乳之功效。鲫鱼性味甘温，能益气补中、补虚损。豆芽与通草，能利尿消肿、通疏乳脉。凡因胃气不足、不能生化乳汁，或乳脉不通、乳汁分泌不足，最宜饮食此汤，一般产妇也可间隔服食。

2. 产后 1 周食疗法　产后 1～2 天，如系平产，宜用鸡汤调服生化汤两剂（当归 15g、川芎 5g、桃仁 5g、炮姜 6g、炙甘草 3g）；如系剖宫产，宜用鸡汤送服术后汤两剂（枳实 5g、厚朴 10g、陈皮 5g、莱菔子 10g）。产后第三天，宜用鸡汤送服通乳汤 3 剂（党参 15g、黄芪 20g、麦冬 10g、通草 3g、桔梗 5g、当归 15g）。

（三）孕妇、乳母均适宜的食疗

蛋花粥：粳米 100g，鸡蛋 1 只，煮粥。每日做早餐服食，具有补益五脏，滋阴润燥，养血安胎，填精补血等作用。孕妇胎动不安，产妇体虚口渴烦闷，均宜常服之。

本章小结

妇女进入哺乳期的泌乳过程是一种复杂的神经反射，受神经内分泌因素的影响。乳汁的分泌受两个反射的控制，一是产奶反射，另一个反射是下奶反射。乳母营养状况影响泌乳量和乳汁的营养素含量。哺乳对母亲健康有近期和远期影响，这也是强调母乳喂养的重要原因。哺乳期的营养需要远大于孕期的营养需要，母乳营养素浓度受母亲营养状况的影响，乳母营养素摄入不足，则动用体内营养储备以维持乳汁营养成分的恒定。哺乳期营养需要包括五个方面：能量、蛋白质、脂肪、无机盐、维生素。哺乳期的营养非常重要，要合理调配膳食，《中国居民膳食指南》中关于乳母的膳食指南特别强调了保证供给充足的能量和增加鱼、肉、蛋、奶、海产品摄入。我国乳母的主要营养问题是，当铁、钙、锌、维生素 A、维生素 B_2 等微量营养素缺乏时，会影响子代出生后的生长发育。传统食疗对增进孕妇和乳母的健康有明显效果。

（占颖鹏）

目标测试

选择题

A1 型题

1. 合成 1000ml 乳汁，需要母体多摄入的能量为
    A. 700kcal　　　　　B. 800kcal　　　　　C. 900kcal
    D. 1000kcal　　　　　E. 600kcal

2. 不能通过乳腺进入乳汁的营养素有

    A. 钙和铁   B. 长链多不饱和脂肪酸和铁

    C. 必需氨基酸和钙   D. 钙和维生素 D

    E. 维生素 D 和铁

3. 乳母对铁的需要主要用于

    A. 供给婴儿生长需要   B. 预防婴儿缺铁性贫血   C. 恢复孕期铁丢失

    D. 胎儿铁储备   E. 促进婴儿免疫力提高

4. 考虑营养需要及产妇的身体状况,正常分娩后适宜进食

    A. 固体食物,如肉、煮鸡蛋、饼干等   B. 半流质食物,如蛋花汤

    C. 流质食物,如果汁   D. 豆浆

    E. 牛奶

X 型题

5. 下列烹调方法中,适合乳母需求的膳食制作方法有

    A. 煮   B. 蒸   C. 煨

    D. 炸   E. 炖

6. 下列关于乳母营养需要的说法正确的是

    A. 脂溶性维生素 A 不易通过乳腺进入乳汁,因此婴儿要补充鱼肝油

    B. 膳食蛋白质生物学价值越高,则转变成乳汁蛋白的效率就越高

    C. 乳汁中脂肪含量与乳母膳食脂肪的摄入量有关

    D. 乳母应进食营养素含量丰富的膳食

    E. 孕期脂肪储备可为泌乳提供 1/3 的能量

第四章 婴幼儿营养

学习目标

1. 掌握:婴儿期和幼儿期膳食。
2. 熟悉:婴儿期和幼儿期营养需要。
3. 了解:婴儿期和幼儿期生理特点。

出生后至1周岁为婴儿期。此期是儿童生长发育最迅速的时期,亦是从完全依赖母乳营养到依赖其他食物营养的过渡期。自1周岁到满3周岁为幼儿期,这是养成良好饮食习惯和健康生活方式的关键时期。良好的营养不仅是保证婴幼儿体格和智力发育的基础,也是预防成年慢性疾病如冠心病、动脉粥样硬化等的保证。

考点提示

儿童生长发育最迅速的时期

第一节 婴儿期营养

一、婴儿期生理特点

(一)体格发育特点

1. **体重** 为各器官、系统、体液的总重量。体重是反映儿童体格生长与营养状况最易获得的指标,也是儿科临床计算药量和输液量的重要依据。若体重不足或增加缓慢、停滞提示营养不良或患有慢性疾病;体重增长过快、超过同龄儿童标准,应注意是否肥胖。

平均男婴出生体重为(3.33±0.39)kg,女婴为(3.24±0.39)kg。婴儿出生后1周内可出现生理性体重下降,第7~10日应恢复至出生时的水平,以后迅速生长。出生后前3个月体重增长最快,平均每个月增长600~1000g,3个月末时体重约为出生时的2倍。婴儿前3个月的体重增加值约等于后9个月的体重增加值,即12月龄时体重约为出生时的3倍。婴儿体重可按以下公式估算:

$$1~6 月龄:体重(kg) = 出生体重(kg) + 月龄×0.7$$
$$7~12 月龄:体重(kg) = 6 + 月龄×0.25$$

2. **身高(长)** 为从头顶至足底的垂直长度,是头部、脊柱和下肢长度的总和。3岁以下儿童立位测量不易准确,应仰卧位测量,称身长;3岁以上儿童立位时测量称身高。身高(长)反映骨骼的生长情况,短期的疾病与营养波动对身长影响不明显。

足月新生儿出生时平均身长为 50cm。前 3 个月身长增长约为 11 ~ 13cm;约等于后 9 个月的增长值。1 岁时身长约为 75cm。

3. 头围 为经眉弓上缘、枕骨结节左右对称环绕头一周的长度。头围反映脑和颅骨的生长情况。出生时平均为 33 ~ 34cm,前 3 个月头围增长约为 6cm,约等于后 9 个月的增长值。1 岁时头围约为 46cm。

4. 胸围 为平乳头下缘经肩胛角下缘平绕胸一周的长度。胸围反映肺与胸廓的生长情况。出生时平均为 32cm,1 岁左右胸围约等于头围(46cm)。

5. 上臂围 为经肩峰与鹰嘴连线中点绕臂一周的长度。上臂围反映肌肉、骨骼、皮下脂肪和皮肤的生长情况。在出生后第 1 年内上臂围由 11cm 增至 16cm。

（二）消化功能发育特点

1. 口腔 足月新生儿出生时已具有较好的吸吮和吞咽功能。婴幼儿口腔黏膜薄嫩、血管丰富,易受损伤和发生局部感染;3 ~ 4 个月婴儿唾液分泌开始增加,5 ~ 6 个月时明显增多,常发生生理性流涎;3 个月以下婴儿唾液中淀粉酶含量低,不宜喂淀粉类食物。生后 4 ~ 10 个月乳牙开始萌出,13 个月后未萌出者为乳牙萌出延迟。出牙为生理现象,但个别小儿可有流涎、烦躁、睡眠不安、低热等反应。食物的咀嚼有利于牙齿生长。

2. 胃 新生儿胃容量为 30 ~ 60ml,1 ~ 3 个月时为 90 ~ 150ml,1 岁时 250 ~ 300ml。婴儿胃呈水平位,幽门括约肌发育较好,贲门和胃底部肌张力低,括约肌力弱,易引起溢乳和呕吐。胃排空时间因食物种类不同而异,水 1.5 ~ 2 小时;母乳 2 ~ 3 小时;牛乳 3 ~ 4 小时。

3. 肠 婴儿肠黏膜血管丰富,小肠绒毛发育较好,有利于食物的消化和吸收;肠壁薄,通透性高,屏障功能差,肠内毒素、消化不全产物等过敏原可经肠黏膜进入体内,易引起全身感染和变态反应性疾病。

4. 肝 年龄越小,肝脏相对越大。婴儿肝血管丰富,肝细胞再生能力强,但肝功能不成熟,解毒能力差。婴儿期胆汁分泌较少,对脂肪的消化、吸收功能较差。

5. 胰腺 6 个月以下婴儿胰淀粉酶活性较低,1 岁后才接近成人水平,故不宜过早喂淀粉类食物。婴儿胰脂肪酶和胰蛋白酶的活性均较低,对脂肪和蛋白质的消化、吸收不够完善,易发生消化不良。

二、婴儿期营养需要

婴儿生长发育迅速,活动量逐渐增加,各系统生理功能、语言及智能发育日趋成熟但很不健全。要求婴儿应比儿童摄入相对更多的能量和营养素;对合理营养有更高和更严格的要求。

（一）能量

婴儿的总能量消耗包括基础代谢率、食物的热力作用、生长、活动和排泄 5 方面。婴儿能量推荐摄入量(RNI)为 397.48kJ/(kg·d)。

（二）营养素

1. 蛋白质 婴儿蛋白质 RNI 为 1.5 ~ 3.0g/(kg·d)。构成人体蛋白质的氨基酸有 20 种,除需要与成人相同的 8 种必需氨基酸外,组氨酸也是婴儿所需的必需氨基酸;胱氨酸、酪氨酸、精氨酸、牛磺酸对早产儿可能也必需。组成蛋白质的氨基酸模式与人体蛋白质氨基酸模式接近的食物,生物利用率就高,称为优质蛋白质。优质蛋白质主要来源于动物和大豆蛋白质。婴儿生长迅速,保证优质蛋白质的供给非常重要,优质蛋白质应占 50% 以上。为满足

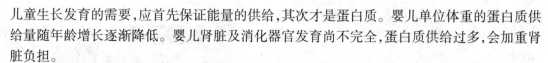

儿童生长发育的需要,应首先保证能量的供给,其次才是蛋白质。婴儿单位体重的蛋白质供给量随年龄增长逐渐降低。婴儿肾脏及消化器官发育尚不完全,蛋白质供给过多,会加重肾脏负担。

2. 脂类 包括脂肪和类脂,是机体第二供能营养素。构成脂肪的基本单位是脂肪酸,其中 n-3 型的 α-亚麻酸和 n-6 型的亚油酸人体不能合成,必须由食物供给,称为必需脂肪酸。必需脂肪酸对基因表达、细胞膜功能、防治心脑血管疾病和生长发育有重要作用;对脑、视网膜、皮肤和肾功能的健全也非常重要。必需脂肪酸主要来源于植物油。亚油酸主要来源于植物油、坚果类(核桃、花生);亚麻酸主要来源于绿叶蔬菜、鱼类脂肪及坚果类。

6 个月以下婴儿脂肪摄入量应占总能量的 45% ~ 50%;较大婴儿占 35% ~ 40%。对婴儿来说,脂肪缺乏会减少脂溶性维生素的吸收,导致脂溶性维生素缺乏;摄入过多会引起过多能量储存导致肥胖,千万不要忽视合理脂肪营养对婴儿的重要性。

3. 碳水化合物 是能量最主要的来源。婴儿膳食中碳水化合物供能比例为 40% ~ 50%。

(1)乳糖:是婴儿碳水化合物的主要来源。乳糖在肠道内溶解性好,易吸收;可引起酸性发酵,有助于钙的吸收;尤其有利于结肠内有益菌群的生长,抑制大肠杆菌的繁殖,适合婴儿胃肠道的需要。此外,乳糖还有利于提高胰腺淀粉酶的活性。

(2)淀粉:婴儿早期缺乏淀粉酶,故淀粉类食物应在 3 ~ 4 个月后添加。过早添加大量简单碳水化合物是发展中国家婴儿营养不良的主要原因。适时添加适量淀粉类食物可刺激淀粉酶分泌,否则淀粉酶分泌量和活性增加缓慢。

4. 矿物质 对婴儿健康关系比较密切的矿物质主要有钙、铁和锌。

(1)钙:乳和乳制品含钙丰富,吸收率高,是婴儿最理想的钙来源。母乳钙含量(30mg/100g)比牛奶(104mg/100g)低,但母乳钙/磷比值(2.3:1)比牛奶(1.4:1)合理,故一般出生后前 6 个月全母乳喂养的婴儿无明显缺钙。婴儿钙的适宜摄入量(AI):6 个月以下为 300mg/d;6 个月以上为 400mg/d。

(2)铁:正常新生儿体内储备有约 300mg 的铁,可以满足 4 个月内婴儿对铁的需要。母乳含铁量低,但吸收率高;牛乳含铁量低于母乳,且吸收率也明显较低。婴儿 4 月龄后,贮存铁渐已耗竭,处于快速生长发育期的婴儿对膳食铁需要增加,故 6 个月至 2 岁的儿童易出现缺铁性贫血。婴儿铁的 AI:6 个月以下为 0.3mg/d,6 个月以上为 10mg/d。

(3)锌:锌是核酸、蛋白质等许多重要物质代谢过程中的辅酶。婴幼儿期缺锌会出现生长发育迟缓、脑发育受损、性发育不全、食欲减退、异食癖。婴儿出生时体内锌的储备不多,需要由膳食供给足够的锌。母乳中锌含量高于牛乳,尤其是初乳。肝泥、蛋黄、婴儿配方食品是锌的较好来源。婴儿锌的 RNI:6 个月以下为 1.5mg/d,6 个月以上为 8mg/d。

5. 维生素 促进婴儿良好的生长发育,需要多种维生素。

(1)维生素 A:可促进生长发育和维持上皮组织的完整性,因此与生殖、视觉和抗感染有关。母乳及配方奶粉中含有较丰富的维生素 A,牛乳中的含量仅为母乳的一半。维生素 A 缺乏的检出率以 6 个月 ~1 岁的儿童为最高。我国一些农村地区特别是边远山区维生素 A 缺乏较多见,主要是小儿断奶后缺乏动物性食品及新鲜果蔬。维生素 A 可在肝内蓄积,过量时可中毒,不能盲目给儿童服用。婴儿维生素 A 的 AI 是 400μgRE/d。

(2)维生素 D:可促进钙、磷的吸收,与骨骼、牙齿的发育有关,我国婴幼儿佝偻病的主要原因就是缺乏维生素 D。富含维生素 D 的食物很少,母乳及牛乳中的含量也均较低,因此婴幼儿应多进行户外活动及适量补充维生素 D 制剂以预防佝偻病。婴儿维生素 D 的 RNI 为 10μg（400IU）/d。

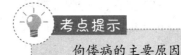

（3）维生素 E：新生儿组织中维生素 E 的储存少，尤其是早产儿维生素 E 缺乏较为多见，因此在出生的前几周可能发生溶血性贫血、水肿、皮肤损伤等。补充维生素 E 可减少溶血，使血红蛋白恢复至正常水平。婴儿维生素 E 的 AI 为 3mg α- TE/d。

婴儿维生素 E 的需要量通常可由母乳供给，牛乳中的含量季节性变化很大，尤其冬季和早春时特别低，故人工喂养的婴儿需注意补充维生素 E。美国儿科研究院营养委员会规定，足月婴儿食用的婴儿配方食品中，每克亚麻酸至少需要约 0.47mg 维生素 E；推荐早产儿增补维生素 E 0.5mg/（kg·d），并尽量母乳喂养以预防维生素 E 缺乏。

（4）维生素 K：新生儿尤其是早产儿及单纯母乳喂养儿易出现维生素 K 缺乏，其原因是：①婴儿出生时几乎无维生素 K 储存。②母乳中维生素 K 含量约为 15μg/L，牛乳及婴儿配方奶中约为母乳含量的 4 倍，故母乳喂养的早产儿更易出现维生素 K 缺乏性出血。③母乳中含较多的乳铁蛋白、双歧因子，抑制肠道内大肠杆菌的生长，因此婴儿肠道中双歧杆菌占优势，而双歧杆菌不能合成维生素 K，使肠道细菌合成维生素 K 减少。故对早产儿在出生初期应注射补充维生素 K。出生 1 个月以后，一般不容易出现维生素 K 缺乏，但长期使用抗生素时，要注意补充。

（5）维生素 C：一般情况下，母乳喂养的婴儿不易缺乏维生素 C，而人工喂养的婴儿容易缺乏，因牛乳中维生素 C 含量仅为母乳的 1/4，经煮沸后大部分甚至全部丧失。婴儿在 4 周时即可补充富含维生素 C 的食物，如菜汁、果汁等，随年龄的增长进一步供给新鲜果蔬，以保证维生素 C 的供给。婴儿维生素 C 的 RNI：6 个月以下为 40mg/d，6 个月以上为 50mg/d。

（6）维生素 B_1：若乳母膳食中维生素 B_1 充足，则乳中含量充足，婴儿不会缺乏，但乳母饮食中若缺乏维生素 B_1，分泌的乳汁中缺乏维生素 B_1，可引起婴儿脚气病。婴儿发生脚气病时症状比成人严重，十分凶险，易误诊为脑炎或脑膜炎。建议维生素 B_1 的摄入量：较小婴儿的 AI 为 0.2mg/d，较大婴儿的 AI 为 0.3mg/d。

（7）维生素 B_2：肉类、蛋类、肝、肾及绿叶蔬菜都是维生素 B_2 的重要来源，婴儿膳食中维生素 B_2 缺乏常发生在绿叶蔬菜缺乏的冬春季节。婴幼儿维生素 B_2 缺乏主要表现在舌、眼及皮肤的改变。建议维生素 B_2 的摄入量：较小婴儿的 AI 为 0.4mg/d，较大婴儿的 AI 为 0.5mg/d。

（8）叶酸：与 RNA、DNA 以及蛋白质合成有关，婴幼儿缺乏叶酸，会发生巨幼红细胞性贫血。婴儿饮食中应提供足够的叶酸以防止缺乏。早产儿、低出生体重儿生长迅速且叶酸储备缺乏，应特别注意补充叶酸。母乳与牛乳中叶酸含量可满足婴儿需要，但叶酸受热易破坏，食用经煮沸的牛乳，需补充一定量叶酸。羊乳中叶酸含量甚低，以羊乳为主食的婴儿易患巨幼红细胞性贫血。儿童长期进食过度蒸煮的米、豆类，易出现叶酸缺乏。叶酸在新鲜绿叶蔬菜、水果及动物肝、肾中含量丰富。建议叶酸的摄入量：较小婴儿的 AI 为 65μgDFE/d，较大婴儿的 AI 为 80μgDFE/d。

（9）维生素 B_{12}：主要来源于动物性食物，一般不存在于植物性食物中。维生素 B_{12} 缺乏时机体可出现多种功能异常，临床上最重要的表现是巨幼红细胞性贫血和神经系统的障碍。建议维生素 B_{12} 的 RNI：较小婴儿为 0.4μg/d，较大婴儿为 0.5μg/d。婴儿维生素 B_{12} 缺乏很少见,但素食母亲分泌的乳汁中含量很低,用以哺喂婴儿可发生维生素 B_{12} 缺乏;素食儿童也会发生维生素 B_{12} 缺乏。

6. 水 儿童水的需要量与能量摄入、食物种类、年龄、肾功能成熟度等因素有关。婴儿新陈代谢旺盛,对水的需要量相对较多,约为 $150ml/(kg \cdot d)$。在活动前、后及进食后要注意补水,这除了有及时补水的作用外,还有冲洗口腔、预防龋齿的作用。

考点提示

婴儿对水的需要量

7. 膳食纤维 有吸收大肠水分、促进肠蠕动、增加大便体积、软化大便等功能。膳食纤维在大肠被细菌分解,产生短链脂肪酸,可降解胆固醇、预防肠萎缩、改善肝功能。婴儿可从谷类、新鲜果蔬中获得一定量的膳食纤维,但过多的摄入会干扰矿物质的吸收。

三、婴儿期膳食

(一) 婴儿喂养指南

1. 0~6 月龄婴儿喂养指南 出生后 6 个月内婴儿最理想的食品是母乳,只要坚持母乳喂养,婴儿就能够正常生长发育。对于不能进行母乳喂养的婴儿,应首选婴儿配方奶粉,不宜用非婴儿配方奶粉或液态奶直接喂养。

(1)母乳喂养:母乳是满足婴儿生理、心理发育最好的天然食品,对婴儿的健康发育有不可替代的作用。健康的母亲可提供足月儿正常生长到 6 个月所需要的能量、营养素和液体量。因此,婴儿应首选母乳喂养。全社会应该鼓励、支持和保护母乳喂养。

不能用纯母乳喂养婴儿时,如乳母患传染性疾病、精神障碍、乳汁分泌不足或无乳汁分泌等,宜首选婴儿配方奶粉喂养,不宜直接用成人奶粉、蛋白粉、普通液态奶等喂养婴儿。

(2)尽早开奶、按需哺乳:正常新生儿应在生后15分钟~2小时内尽早开奶。因吸吮对乳头的刺激可反射性地促进泌乳,并且尽早开奶可减轻新生儿生理性黄疸,同时还可减轻生理性体重下降和低血糖的发生。2 个月内婴儿应按需哺乳,通过多次吸吮,刺激乳汁分泌增加。最少坚持纯母乳喂养 6 个月,从 4~6 月龄开始添加辅食的同时,仍应继续母乳喂养,最好喂哺至 1 岁。在 4~6 月龄以前,婴儿如果达不到标准体重,需要增加母乳喂养次数。

(3)获取足量维生素 D:母乳中维生素 D 含量较低,家长应尽早带婴儿到户外活动,紫外线照射可促进皮肤中维生素 D 的合成。在寒冷的北方冬春季节和南方的梅雨季节,可适当补充维生素 D 制剂,这对预防维生素 D 缺乏尤为重要。

(4)适量补充维生素 K:母乳中维生素 K 含量低,为预防新生儿和 1~6 月龄婴儿维生素 K 缺乏相关的出血性疾病,应在专业人员指导下及时补充维生素 K。

(5)定期监测生长发育状况:体重、身长等生长发育指标反映了婴儿的营养状况,父母可以在家里进行定期测量。这种方法简单易行,不仅可以帮助父母更好地了解婴儿的生长发育速度是否正常,而且可以及时提醒父母注意喂养婴儿的方法是否正确。

2. 6~12 月龄婴儿喂养指南 婴儿 6 月龄后,在母乳喂养的基础上,应逐步添加辅助食品以补充营养需要。婴儿开始逐步适应母乳以外的食物,包括不同的食物性状,接受吞咽和咀嚼训练等,在此过程中母乳仍然是主要的。

(1)乳类优先,继续母乳喂养:乳类仍是 6~12 月龄婴儿营养需要的主要来源,每天应首先供给 600~800ml 的奶量,以保证婴儿的生长发育。母乳仍是首选食品,建议 6~12 月龄的婴儿继续母乳喂养。母乳不能满足婴儿需要或不能进行母乳喂养时,应首选婴儿配方奶予以补充。

（2）添加辅食：婴儿6月龄时需要逐渐添加一些非乳类的食物。包括果汁、菜汁等液体食物；果泥、菜泥、米粉等半固体食物；切成小块的果蔬、软饭、糊面等固体食物。添加辅食的顺序为：首先添加谷类食物（如婴儿营养米粉），其次添加蔬菜汁（泥）和水果汁（泥），最后添加动物性食物（如蛋羹、鱼、禽、肉松等）。建议动物性食物添加顺序为：蛋黄泥、鱼泥、全蛋、肉末。

（3）食物多样性：婴儿6月龄时，每餐的安排可逐渐尝试搭配谷类、蔬菜、动物性食物，每天应有水果。让婴儿逐渐开始尝试并熟悉多种多样的食物，特别是蔬菜类。逐渐过渡到除奶类外由其他食物组成的单独一餐。随月龄的增加，也应根据婴儿需要，增加食物品种和数量，逐渐增加到每天三餐辅食。制作辅食时应尽可能少糖、不放盐、不加调味品，但可添加少量食用油。

（4）培养良好的进食行为：7～8月龄的婴儿，应允许其自己用手握或抓食物吃；10～12月龄时应鼓励婴儿自己用小勺进食。这样可以锻炼婴儿手眼协调的能力，促进精细动作的发育。良好的饮食习惯应从婴儿期开始培养。

（5）定期监测生长发育状况：体重、身长等生长发育指标反映了婴儿的营养状况，对6～12月龄的婴儿仍应进行定期测量。

（6）注意饮食卫生：膳食制作和进餐环境要卫生；餐具要彻底清洗并消毒；食物应合理储存以防腐败变质。防止"病从口入"，预防食物中毒。

（二）婴儿喂养方式

1. **母乳喂养** 是最合理、最科学的喂养方式。为了婴儿的健康成长，世界卫生组织大力提倡母乳喂养。联合国儿童基金会的报告指出，推广母乳喂养可使每年全世界死于腹泻、肺炎及营养不良的婴儿减少1000万，这是降低婴儿死亡率最简单、有效的方法。

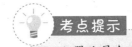
考点提示
婴儿最合理的喂养方式

（1）母乳喂养的优点：①母乳营养丰富，各种营养素比例适宜。②母乳中含有大量免疫活性物质，能提高婴儿的抵抗力，减少感染的发生。③母乳喂养可增进母子感情，对婴儿早期智力开发和今后身心健康发展有重要意义。④母乳喂养卫生、经济、方便、温度适宜。⑤母乳喂养有利于母亲健康，可加快乳母子宫恢复，减少产后出血，降低乳腺癌和卵巢肿瘤的发生率。

（2）不同阶段的母乳：一般将母乳分为3期，每期有不同的特点。

1）初乳：分娩后4～5天内分泌的乳汁。初乳量少，呈淡黄色，质地黏稠。其成分有以下特点：①脂类（3.0%）和乳糖（5.7%）含量少。②蛋白质含量高（2.3%），含有大量免疫球蛋白，特别是sIgA。③含有较多的锌、铜和维生素A。初乳特别适合新生儿，能增强新生儿抗感染的能力。

2）过渡乳：分娩后5～14天内分泌的乳汁。蛋白质含量逐渐减少，乳糖和脂类含量逐渐增高。

3）成熟乳：分娩后14天以后分泌的乳汁。蛋白质含量低（1.1%），乳糖（7.1%）和脂类（4.5%）含量较高。

（3）建立良好的母乳喂养方法：是婴儿获取充足营养的保证。

1）乳头保健：妊娠后期孕母可每日用温开水擦洗乳头，使乳头对刺激的耐受性增强。应避免使用肥皂、酒精等刺激性物品擦洗乳头，以防乳头皲裂。乳头内陷者用两手拇指分别从不同角度按压乳头两侧并向周围牵拉，每日 1 至数次。母亲哺乳后可挤出少许乳汁均匀地涂在乳头上以起到保护作用。上述方法可防止因出现乳头皲裂及乳头内陷而终止哺乳。

2）尽早开奶：①可刺激乳母尽早分泌乳汁，提高泌乳量，延长哺乳时间。②使新生儿摄入更多富含营养素与免疫活性物质的初乳，有利于减轻生理性体重下降和低血糖的发生。③使新生儿尽快排出胎便，以减轻生理性黄疸。④有益于子宫收缩，稳定产妇情绪。

3）按需哺乳：主张母婴同室，按婴儿需要哺乳。不严格规定授乳次数和间隔时间，以婴儿吃饱为度。健康的婴儿生后数周多会自然建立自己的进食时间，日趋合理化，形成正常的节奏和规律。一般开始时 1~2 小时哺喂 1 次，此后 2~3 小时 1 次，逐渐延长至 3~4 小时 1 次。不要急于给婴儿喂糖水或牛乳。

4）吸乳量判断：婴儿吸乳量是否充足主要依靠母亲的经验来判断，婴儿体重正常增长是客观指标。若母亲哺乳前常有乳房不胀；每次喂哺 15~20 分钟后，婴儿感觉不满足，吸住乳头不放；喂哺后婴儿不能立即入睡，或入睡后常惊醒；有时可能有假性腹泻或假性便秘；每周体重增加不正常。上述皆为婴儿未能获得足够乳汁的表现。若采取各种措施而母乳仍不足时，应考虑增加其他乳品。

5）喂哺要点：①每次喂哺时应先吸空一侧乳房，再吸另一侧，下次喂哺时则从未吸空的一侧开始。②喂哺后将婴儿直立抱起，轻拍背部以排出空气，防止溢乳或呕吐。③先将婴儿右侧卧位放于床上，30 分钟后可改变体位。④不应让婴儿口含乳头睡觉，以免吞入较多空气引起呕吐或堵塞气道等严重后果。

6）乳母注意事项：乳母心情愉快，生活规律，睡眠充足，摄入足够的营养素。①凡是母亲感染 HIV，患有糖尿病、慢性肾炎、恶性肿瘤、精神病等严重疾病时应停止哺乳。②母亲患急性传染病时，可用吸乳器将乳汁吸出，消毒后喂哺。③母亲乙肝表面抗原阳性时，婴儿常规注射乙肝疫苗和乙肝免疫球蛋白，并非母乳喂养禁忌证。

（4）断离母乳：婴儿 4~6 月龄开始添加辅食，逐步减少母乳喂养的次数、增加辅食摄入量，至 10~12 月龄可完全断乳。若遇炎热夏季或小儿患病期间应推迟，最好在春、秋季断乳。世界卫生组织建议若母亲乳汁充足，且不影响小儿其他食物摄入时，可母乳喂养至 2 岁。

> 💡 **考点提示**
> 婴儿添加辅食的时间

2. 部分母乳喂养 因各种原因母乳不足或母亲不能按时给婴儿哺乳，可采用部分母乳喂养。

（1）补授法：母乳喂哺次数不变，每次先喂母乳，待两侧乳房吸空后再以配方奶或兽乳补充母乳不足部分。婴儿母乳不足时宜采用补授法，可使婴儿多得母乳，并对刺激母乳分泌有利，防止母乳进一步减少。

（2）代授法：用配方奶或兽乳一次或数次替代母乳。在婴儿 4~6 月龄准备断离母乳，开始引入配方奶或兽乳时宜采用代授法。在某一次母乳喂哺时，有意减少母乳喂哺量，以增加配方奶或兽乳，逐渐替代此次母乳量。依此类推直到完全替代所有母乳。

3. 人工喂养 4~6 个月以内的婴儿由于各种原因不能进行母乳喂养时，完全采用其他乳品或代乳品喂哺婴儿，称为人工喂养。

（1）人工喂养的食品

1）婴儿配方奶粉：以牛乳为基础的改造奶制品，是人工喂养的首选。配方奶粉营养接近母乳,但不具备母乳的其他优点,尤其是缺乏母乳中的免疫活性物质和酶,故不能代替母乳。婴儿配方奶粉主要分为三类:起始婴儿配方,适用于6个月以下的婴儿;后继配方或较大婴儿配方,适用

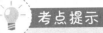

于6个月以上的婴儿;医学配方,用于特殊生理上的异常所需,如为早产儿、苯丙酮尿症患儿等设计的配方。

2)鲜牛乳:不适合婴儿,必须加以改造才能喂哺。处理方法:①加热:煮沸可达到灭菌的要求,并使牛乳中的蛋白质变性,使其在胃中不易凝成大块。②稀释:可加米汤或水以降低牛乳中蛋白质、矿物质的浓度,减轻婴儿消化道和肾脏的负荷。2周内的新生儿用2:1奶(2份牛乳加1份米汤或水),以后逐渐过渡至3:1或4:1奶。稀释奶仅用于新生儿,满月后即可用全奶。③加糖:不是为了增加牛乳的能量或甜味,而是改变牛乳中产能营养素的比例,使其利于吸收,并且可以软化大便。通常每100ml牛奶中加蔗糖5~8g。

(2)奶量摄入的估算:婴儿体重、推荐摄入量以及奶制品规格是必备资料。

1)配方奶粉摄入量估算:市售婴儿配方奶粉100g供能约2029kJ,婴儿每日需配方奶粉约20g/kg可满足需要。按规定调配的配方奶中蛋白质、矿物质浓度接近于母乳,若奶量适当,总液量也可满足需要。

2)全牛乳摄入量估算:100ml全牛乳供能约280kJ,8%糖牛乳100ml供能约418kJ,故婴儿每日需8%糖牛乳100ml/kg。全牛乳中蛋白质、矿物质浓度较高,应在两次喂哺之间加水,使奶与水量(总液量)达150ml/kg。

4. 婴儿食物转换 婴儿4~6月龄后,随着生长发育的逐渐成熟,单纯依靠乳类喂养已经不能满足其需要,故需进入到向固体食物转换的转乳期。因此应及时添加辅助食品,以保证婴儿的生长发育,并为断离母乳做准备。

(1)辅食添加原则:辅食添加应与婴儿胃肠道功能相适应,添加易于消化、不易过敏的食物。应在小儿健康、消化功能正常、情绪良好时逐步添加,如有不适应立即停止添加,切忌强迫婴儿进食。①由少到多:使婴儿有一个适应过程。②由稀到稠:从流质开始到半流质再到固体。③由细到粗:如蔬菜应从菜汁到菜泥再到碎菜。④由一种到多种:习惯一种食物后再添加另一种,不能同时添加几种。

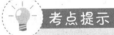

(2)辅食添加的种类及顺序:见表4-1。

表4-1 辅食添加的种类及顺序

月龄	添加食物种类	意义
0.5~1	鱼肝油	预防佝偻病 增加维生素
1~3	菜汁、果汁	向半流质食物过渡
4~6	蛋黄、米糊、鱼泥、菜泥、稀粥	向固体食物过渡
7~9	面条、碎菜、肝泥、肉末、豆腐、饼干	向幼儿膳食过渡
10~12	软饭、带馅食品、碎肉	

5. 注意相关营养素(如钙、铁、锌等)的补充　严格执行合理营养的原则,预防消化系统疾病,促进营养素吸收利用。

第二节　幼儿期营养

 案例

楠楠,女,13 个月,足月顺产,出生体重为 3.15kg,母乳喂养,已添加少量奶粉和米粉。近 1 个月楠楠面色逐渐发白,食欲减退,不爱活动,有时精神萎靡不振。妈妈带楠楠到医院进行检查。体检发现:T 39℃;P 100 次/分;R 21 次/分;体重 8.1kg。面色、口唇、睑结膜、甲床均苍白,两肺听诊无异常,心音有力、律齐。肝右肋下 2.2cm;脾左肋下刚扪及,质软。外周血象:RBC 3.0×10^{12}/L,Hb 75g/L,WBC 10.3×10^9/L,外周血涂片示红细胞大小不等,以小细胞为主,中央淡染区扩大。临床诊断为营养性缺铁性贫血。

请问:1. 此前家人给予楠楠的喂养有哪些不妥?
　　　2. 为纠正缺铁性贫血,对楠楠的喂养应做哪些方面的改进?

一、幼儿期生理特点

(一)体格发育特点

1. 体重　出生后第 2 年体重增加 2.5～3.5kg,2 岁时体重约 12kg,约为出生时的 4 倍。生后第 3 年体重增长约 2kg。

2. 身高(长)　生后第 2 年身长增长 10～12cm,2 岁时身长约 87cm。生后第 3 年身高增长 6～7cm。

3. 头围和胸围　生后第 2 年头围增长 2cm,2 岁时头围约 48cm。2～15 岁头围仅增加 6～7cm。因此头围测量在 2 岁以内最有价值。1 岁至青春前期胸围应大于头围。

(二)消化功能发育特点

乳牙大多于 3 岁前出齐,共 20 颗。2 岁以内乳牙的数目约为月龄减去 4～6。幼儿的牙齿还处于生长过程,咀嚼功能尚未发育完善,因此易出现消化不良及某些营养缺乏性疾病。1 岁后胰蛋白酶、糜蛋白酶和脂酶的活性接近成人水平;18 月龄胃蛋白酶的分泌已达到成人水平。

二、幼儿期营养需要

幼儿仍处于生长发育的旺盛期,对各种营养素的需要量相对高于成人。

(一)能量

1 岁、2 岁、3～4 岁儿童能量 RNI:男孩分别为 4602.4kJ/d、5020.8kJ/d、6534kJ/d;女孩分别为 4393.2kJ/d、4811.6kJ/d、6292kJ/d。

(二)营养素

1. 蛋白质　1 岁、2 岁、3～4 岁儿童蛋白质 RNI 分别为 35g/d、40g/d、45g/d,其中优质蛋白质应占一半。

2. 脂类 1岁、2岁以上幼儿脂肪适宜摄入量占总能量的比值分别为 35% ~ 40%、30% ~ 35%。

3. 碳水化合物 幼儿膳食中,碳水化合物所产的能量应占总能量的 55% ~ 65%。

4. 矿物质 幼儿钙的 AI 为 600mg/d,奶及其制品是膳食中钙的较好来源。铁的 AI 为 12mg/d,膳食中铁的良好来源是动物的肝脏和血。锌的 RNI 为 9.0mg/d,蛤贝类是锌的最好食物来源,如牡蛎、扇贝等;其次是动物的内脏(尤其是肝)、蘑菇、坚果类和豆类。

5. 维生素 幼儿维生素 A 的 RNI 为 500μgRE/d;维生素 D 的 RNI 为 10μg(400IU)/d;维生素 C 的 RNI 为 60mg/d;维生素 B_1 的 RNI 为 0.6mg/d;维生素 B_2 的 RNI 为 0.6mg/d。

三、幼儿期膳食

(一)幼儿膳食指南

1. 逐步过渡到食物品种多样化 幼儿2岁前可继续母乳喂养;或每日供给不少于相当 350ml 液体奶的幼儿配方奶粉,但不宜直接给予成人奶粉、普通液态奶、大豆蛋白粉。建议首选幼儿配方奶粉,如不能采用幼儿配方奶粉,可将液态奶稀释,或与淀粉、蔗糖类食物调制,喂给幼儿。没有条件饮用奶制品的幼儿,可用鸡蛋 100g 左右(约 2 个)适当加工来代替,如蒸蛋羹等。如果幼儿不能摄入适量的奶制品,需要通过其他途径补充优质蛋白质和钙质。

幼儿满2岁时,可逐渐停止母乳喂养,但应继续每日提供幼儿配方奶粉或其他乳制品。根据幼儿牙齿的发育情况,适时增加细、软、碎、烂的食物,种类不断丰富,逐渐向食物品种多样化过渡。

2. 选择营养丰富、易消化的食物 幼儿食物的选择应依据营养丰富、易消化的原则;充分考虑满足能量需求,增加优质蛋白质摄入,保证幼儿生长发育的需要;增加铁的供应,避免缺铁性贫血的发生。鱼类脂肪有利于儿童的神经系统发育,可适当多选用鱼虾类食物,尤其是海鱼类。对于 1 ~ 3 岁的幼儿,应每月选用猪肝 75g 做成肝泥,分次食用,以增加维生素 A 的摄入量。此外,每天供给油 20 ~ 25g,谷类 100 ~ 150g,蔬菜和水果各 150 ~ 200g。不宜给幼儿食用坚硬的食物、易误吸入气管的食物、腌腊食品和油炸食品。

3. 采用适宜的烹调方法,单独加工制作膳食 幼儿膳食应单独烹制,并选用适合的烹调方法。①应将食物切碎煮烂,易于幼儿咀嚼、吞咽和消化,特别注意要去除骨、皮、刺、核等。②大豆、花生等坚果类食物应先磨碎,制成糊浆状进食。③宜用蒸、煮、炖、煨等烹调方式,不宜采用烤、烙、油炸等方式。④口味以清淡为好,不应过咸,更不宜食辛辣刺激的食物,少用或不用含味精、鸡精、糖精和色素的调味品。⑤注重花色品种的交替更换,以利于幼儿保持对进食的兴趣。

4. 培养良好饮食习惯 膳食餐次安排需合理,每日 4 ~ 5 餐(奶类 2 ~ 3 餐,主食 2 餐)为宜。

(1)重视幼儿饮食习惯的培养:①饮食要逐渐做到定时、适量、有规律地进餐,不随意改变幼儿的进餐时间和进餐量。②鼓励并安排较大幼儿与家人一同进餐,以利于幼儿日后能更好地接受家庭膳食。③培养孩子专心进食,细嚼慢咽。④家长应以身作则,帮助幼儿养成不偏食、不挑食的好习惯。

(2)创造良好的进餐环境:进餐场所应安静、温馨;餐桌椅、餐具可适当儿童化;鼓励幼儿使用匙、筷等自主进餐。

5. 多进行户外活动,合理安排零食　奶类和普通食物中维生素 D 含量较低,难以满足幼儿对维生素 D 的需要。日光照射可促进皮肤中维生素 D 的合成,对儿童钙质吸收和骨骼发育具有重要意义。每日安排幼儿 1～2 小时的户外游戏与活动,既可促进维生素 D 的合成与钙的吸收,又可以实现对幼儿体能、智能的锻炼培养并维持能量平衡。

正确选择零食品种,合理安排时机。使零食能够增加儿童对饮食的兴趣;有利于能量补充;避免影响主餐食欲和进食量。应以水果、乳制品等营养丰富的食物为主,给予零食的时机、数量以不影响幼儿主餐食欲为宜。应控制纯能量类零食的量,如糖果、甜饮料、果冻等。

6. 保证水的摄入,不喝饮料　水是人体必需的营养素,小儿新陈代谢相对高于成人,对水的需要量也更高。幼儿水的需要量约为 125ml/(kg·d),除了食物所含的水分和营养素在体内代谢生成的水外,约有一半的水(600～1000ml)需要通过直接饮用来满足。幼儿最好摄入白开水。含糖饮料和碳酸饮料大多含有葡萄糖、碳酸、磷酸、咖啡因等物质,过多饮用不仅影响食欲、使儿童容易发生龋齿,而且会造成营养失衡、代谢和情绪异常等问题。饮料不利于儿童的生长发育,应严格控制摄入。

7. 定期监测生长发育状况　体重、身长等生长发育指标反映幼儿的营养状况,父母可以在家中进行定期的测量。幼儿应每 2～3 个月测量一次。

8. 确保饮食卫生　选择优质、清洁、新鲜的食物原料;不食隔夜饭菜和不洁变质的食物;选用半成品或熟食应彻底加热后方可食用。餐具应彻底清洗、加热消毒。养护人应注意个人卫生。培养幼儿饭前、便后洗手等良好的卫生习惯,减少细菌、病毒、寄生虫感染的机会。

（二）合理选择零食、快餐、饮品、保健食品

1. 零食　吃零食是儿童中一种普遍的饮食行为,应遵循以下原则:①应选择在两餐之间,避免在餐前或睡前吃零食,以免影响正餐进食量和睡眠。②应选择营养丰富、脂肪含量低、清淡、新鲜卫生的食物。偏胖的儿童多选用柑橘类水果、西红柿、煮玉米等;偏瘦的儿童多选用花生、核桃、牛肉干等。③零食用量不宜多,以当时不感饥饿,不影响正餐食量,能消化吸收,生长发育正常为适宜。

2. 快餐　快餐的特点是能量高、脂肪高,而矿物质、维生素含量低。长期食用快餐可致摄入过多能量引起肥胖;维生素、矿物质摄入过少,引起多种营养素缺乏;偏食、挑食,影响食欲;摄入过多的食品添加剂或油脂分解产物等,对身体有害。选择快餐的原则:①注意营养均衡,选择有益于健康的食物,如鲜果汁、酸奶和蒸煮食品等。②尽量不吃油炸食品,不喝含糖量高的饮料。③食用非营养快餐的频率尽可能低。④快餐前、后的正餐要注意补足果蔬的量。

3. 饮品　选择合理饮品。

(1)白开水:即自来水或地下水经煮沸后的水。煮沸可使水的硬度降低,低沸点的有机物蒸发,并杀死细菌,是儿童首选的饮品。

(2)鲜果汁、菜汤、绿豆汤:水果、蔬菜、绿豆中的水溶性营养素均进入汤汁中,是儿童极好的饮品。

(3)纯净水:是不含细菌、病毒、有机物和矿物质的净化水。纯净水在除去病菌、有机物的同时,也除去了许多人体必需的矿物质。大量饮用纯净水后,体内一些营养物质会被过多溶解而排出体外,造成营养物质丢失,因此,儿童不宜经常饮用。

（4）茶、咖啡：浓茶对中枢有兴奋作用，并影响矿物质的吸收，对正在生长发育的儿童不利；但茶叶里含有茶碱、可可碱、胆碱等生物碱，对成人是一种优质的碱性饮品。咖啡对中枢有兴奋作用，且具成瘾性，儿童不能饮用。

4. 保健食品　使用保健食品时注意以下原则：①均衡的营养来自于均衡膳食，保健品不能替代均衡膳食。②保健品不能代替药品，更不能包治百病，不应盲目使用。③不要同时摄入多种保健品，以免过量或相互拮抗对身体造成不良影响。

四、婴幼儿营养中应注意的问题

（一）蛋白质-能量营养不良

蛋白质-能量营养不良是由于多种原因引起的能量和（或）蛋白质长期摄入不足，不能维持正常新陈代谢而致自身组织消耗的营养缺乏性疾病。本病主要见于3岁以下的婴幼儿，是许多发展中国家重要的公共卫生问题。

1. 病因　常见病因有以下几个方面：

（1）摄入不足：如食物缺乏；长期低能量、低蛋白质膳食；突然断乳而未及时添加辅食等。

（2）需要量增多：如传染病的恢复期；生长发育的快速阶段等。

（3）消耗增加：如肿瘤、肺结核、糖尿病、甲状腺功能亢进等。

（4）消化吸收不良：消化吸收障碍，如肠吸收不良综合征、迁延性腹泻、过敏性肠炎等。

2. 预防措施　进行综合预防。

（1）合理膳食：膳食中提供充足的能量和蛋白质是最基本的预防措施。应充分利用各种食物资源，通过科学、合理的搭配，补足每天所需的能量和蛋白质，并注意利用食物中蛋白质的互补作用，全面改善儿童营养状况。①婴儿应尽可能给予母乳喂养，断乳时间不宜过早。②不能给予母乳喂养者，应选用配方合理的婴儿食品。③婴儿期应及时添加辅食，以补充能量和营养素，并为断乳做准备。④改进饮食卫生、家庭卫生和个人卫生，控制儿童腹泻和感染的发病率，减少能量与蛋白质的损耗。⑤进行有计划的营养调查和监测，及时采取卫生保健措施。

（2）制定合理的作息制度：适当安排户外活动，坚持锻炼身体以增进食欲，提高机体的消化吸收能力。

（3）推广生长发育监测图的应用：定期测量婴幼儿体重，将数值在生长发育监测图上标出，并将结果连接成线；如果发现体重增长缓慢、体重不增或下降者应寻找原因，及时给予纠正。

（4）减少感染：由于免疫功能低下，营养不良患儿很容易并发各种感染性疾病；而感染会加重营养不良，从而形成恶性循环。营养不良患儿，应注意预防呼吸道和消化道感染，并尽早进行诊断和治疗。患腹泻的儿童应及时调整饮食并进行有效治疗，以预防营养不良的发生。

（二）缺铁性贫血

铁是人体必需的微量元素之一，体内铁缺乏可引起血红蛋白合成减少而导致缺铁性贫血。缺铁性贫血以婴幼儿发病率最高，严重危害小儿健康，被世界卫生组织确定为世界性营养缺乏病之一，也是我国主要公共营养问题。

1. 病因　多种原因引起：

（1）先天储铁不足：在妊娠最后3个月胎儿从母体获得的铁最多，故孕母严重缺铁、早

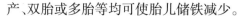

产、双胎或多胎等均可使胎儿储铁减少。

（2）膳食铁摄入不足：这是缺铁性贫血的主要原因。母乳、牛乳、谷类含铁量均低，应及时添加含铁丰富的辅食，否则易发生缺铁性贫血。

（3）生长发育因素：如婴儿期生长发育较快以及早产儿、双胎儿生后生长发育较正常新生儿快，故铁的需要量也多。

（4）铁吸收减少：如胃酸缺乏、服用过多抗酸药、萎缩性胃炎等可影响铁吸收。

（5）铁的消耗增加：如腹泻、慢性隐性出血、钩虫感染等。

2. 预防措施

（1）健康教育：指导人们科学、合理地制作膳食是最经济、最有效的预防措施。

（2）合理搭配食物：摄入含铁丰富的食物，如动物血、动物肝脏、大豆、黑豆、黑木耳、芝麻酱、瘦肉、红枣等。同时注意避免摄入干扰铁吸收的食物，如浓茶、咖啡等。

（3）提高食物铁的利用率：足量摄入参与红细胞生成的营养素，如维生素 A、叶酸、维生素 B_{12} 等以增加铁的生物利用率。

（4）补充铁剂：对于高危人群，如早产儿、双胎儿、妊娠期妇女、胃切除者及反复献血者，可使用口服铁剂预防铁缺乏。

（5）铁强化食品：近年来有不少国家在高危人群中采用铁强化食品（主要是谷类）来预防机体缺铁的发生。我国试行的有铁强化面粉、铁强化米粉、铁强化酱油等，都取得了一定的效果。

（三）佝偻病

维生素 D 是人类生命所必需的营养素，是钙平衡的最重要生物调节因子之一。婴幼儿时期维生素 D 缺乏可导致佝偻病的发生。

1. 病因

（1）维生素 D 储存不足：母亲妊娠期，特别是妊娠后期维生素 D 供给不足，如母亲营养不良、慢性腹泻、户外活动少，以及早产、双胎等均使婴儿体内维生素 D 储存不足。

（2）日光照射不足：紫外线不能通过玻璃窗，婴幼儿若户外活动过少，则使内源性维生素 D 合成不足。

（3）生长速度快，需要量增加：婴儿早期生长速度快，维生素 D 需要量大；早产儿、双胎儿生后生长发育较正常新生儿快，需要维生素 D 也多。

（4）食物中补充不足：天然食物中维生素 D 含量低，若户外活动少则易致体内维生素 D 缺乏。

（5）疾病：胃肠道、肝胆疾病影响维生素 D 的吸收；长期服用抗惊厥药物可使体内维生素 D 不足。

2. 预防措施　对佝偻病的预防要贯彻"系统管理，综合防治，因地制宜，早防早治"的原则。从围生期开始，以 1 岁以内婴儿为重点对象，并应系统管理至 3 岁。从妊娠晚期（7~9 个月）开始，胎儿对维生素 D 和钙、磷的需要量不断增加。应鼓励孕妇多晒太阳，食用富含维生素 D、钙、磷和蛋白质的食物，有骨软化症和低钙血症的孕妇要积极治疗。对体弱多病或冬、春季妊娠的孕妇，可于妊娠 7~9 个月给予维生素 D 制剂，同时服用钙剂。

新生儿应提倡母乳喂养，尽早开始晒太阳。早产儿、双胎儿可于生后 1 周开始给予维生素 D 制剂；足月儿生后 2 周开始补充维生素 D。一般可不加服钙剂，但乳类摄入不足和营养欠佳时可适当补充钙剂。

（四）锌缺乏

锌缺乏在人群中普遍存在，发展中国家更为严重，尤其以经济状况差的人群发生率高。

1. 缺乏原因

（1）摄入不足：动物性食物含锌丰富且易于吸收；坚果类含锌量也较高；植物性食物含锌少。若动物性食物和坚果类摄入过少易导致锌缺乏。

（2）吸收障碍：谷类含大量粗纤维和植酸，这些均可妨碍锌的吸收；各种原因引起的腹泻皆可影响锌的吸收。

（3）需要量增加：处于快速生长发育阶段的婴儿；营养不良恢复期；组织修复过程中等状态下，机体对锌的需要量增多。

（4）丢失过多：如长期透析、大面积烧伤、溶血、反复出血等均可因锌丢失过多而导致锌缺乏。

2. 预防措施 锌缺乏的预防应针对具体原因采取措施。

（1）原发性锌缺乏的预防：主要是从调整膳食入手，选择适宜的食物。①增加动物性食物的摄入量，特别是贝类食物、红肉、动物内脏等。②对高危人群采取干预措施，给予锌强化食物或者锌制剂补充。③计划怀孕的女性，应注意自己膳食锌的充裕情况，在怀孕前或怀孕早期就开始保证每日有推荐量水平的锌摄入。

（2）继发性锌缺乏的预防：应积极治疗原发病，及时补充锌。

（五）维生素 A 缺乏症

维生素 A 缺乏症是全球范围内最普遍存在的公共卫生营养问题，是一种因体内维生素 A 缺乏引起的以眼、皮肤改变为主的全身性疾病。

1. 病因

（1）摄入不足：维生素 A 为脂溶性维生素，若长期以谷类食物、脱脂乳等脂肪含量低的食物喂哺小儿可导致维生素 A 缺乏。

（2）吸收利用障碍：腹泻、结肠炎、肝胆疾病等均可影响维生素 A 的消化、吸收和储存。

（3）需要量增加：生长发育迅速的早产儿、急慢性消耗性疾病及各种传染病等均可使维生素 A 的需要量增多，造成维生素 A 的相对缺乏。

（4）代谢障碍：患有糖尿病、甲状腺功能低下等疾病的小儿，可造成 β - 胡萝卜素向维生素 A 的转化发生障碍。

（5）其他营养素的影响：缺乏蛋白质和锌可影响维生素 A 的转运和利用。

2. 预防措施

（1）摄入富含胡萝卜素和维生素 A 的食物：如动物性食品（肝脏、蛋类、肉类、奶类及其制品等）、深色蔬菜、胡萝卜、番茄等食物。养成不偏食、不挑食的习惯。

（2）监测易感人群的维生素 A 营养状况：包括对孕妇、乳母、婴幼儿、儿童等易感人群进行血清维生素 A 含量、暗适应能力、眼部症状等方面的监测，及时发现亚临床型及可疑亚临床型维生素 A 缺乏者，并给予纠正。

（3）对易患人群进行干预：在维生素 A 缺乏地区，可在医师指导下适时给予适当剂量的维生素 A 制剂，以起到预防作用。有条件的地方可选用维生素 A 强化食品，必要时适当选用膳食补充剂，以提高维生素 A 的摄入量。

本章小结

　　婴儿期是小儿阶段生长发育速度最快的时期,也是出生后第一个生长发育的高峰。因此应充分满足婴儿对能量和营养素的需求,以达到使其正常生长发育的目的。母乳是婴儿最天然、最优质的食品,是其他食品无法替代的,母乳喂养对婴儿至关重要。幼儿期是由婴儿食品逐步过渡到摄取普通食物的阶段,同时又是饮食习惯形成的重要时期。但幼儿各器官、系统发育尚不完善,对食物的咀嚼、消化、吸收能力有限,所以要对他们的食物营养给予特别的照顾。家长更应注重言传身教,培养幼儿良好的饮食习惯。

（邬丽华）

目标测试

一、名词解释

1. 婴儿期
2. 幼儿期
3. 头围
4. 胸围
5. 初乳

二、填空题

1. 足月新生儿出生时平均身长为_____。
2. 小儿 1 岁时头围约为_____。
3. 婴儿的能量消耗包括_____、_____、_____、_____和_____ 5 方面。
4. 应为婴幼儿供给充足的蛋白质,其中优质蛋白质应占_____。
5. 我国婴幼儿佝偻病的主要原因是_____。

三、判断题

1. 婴儿每日需水量约为 150ml/kg。（　　　）
2. 正常新生儿出生后应尽早开奶。（　　　）
3. 婴儿进行人工喂养时,首选的食品应为鲜牛乳。（　　　）
4. 在鲜牛乳中加糖的目的是为了增加牛乳的甜味。（　　　）
5. 婴幼儿缺乏叶酸,会发生巨幼红细胞性贫血。（　　　）

四、选择题

A1 型题

1. 人体生长发育最迅速的时期为
   A. 婴儿期　　　　　　　B. 幼儿期　　　　　　　C. 学龄前期
   D. 学龄期　　　　　　　E. 青春期

2. 锌缺乏时表现为

    A. 克山病   B. 甲状腺肿大   C. 生长发育迟缓

    D. 骨质软化   E. 龋齿

3. 猪肝含高量的

    A. 铜   B. 硫   C. 钠

    D. 镁   E. 铁

4. 母乳喂养的婴幼儿添加辅食，从几个月开始最好

    A. 1 个月   B. 2 ~ 3 个月   C. 4 ~ 6 个月

    D. 7 ~ 8 个月   E. 9 ~ 10 个月

5. 婴儿在几个月龄前不宜添加谷类等含淀粉的食物

    A. 2 个月   B. 3 个月   C. 4 个月

    D. 5 个月   E. 6 个月

6. 幼儿膳食中脂肪应占总量的

    A. 10% ~ 15%   B. 15% ~ 20%   C. 25% ~ 30%

    D. 30% ~ 35%   E. 50% ~ 60%

7. 构成蛋白质的氨基酸有

    A. 10 种   B. 15 种   C. 20 种

    D. 25 种   E. 30 种

五、简答题

1. 简述母乳喂养的优点。

2. 简述婴儿辅食添加的原则。

3. 如何培养幼儿良好的饮食习惯？

第五章　学龄前儿童和学龄儿童营养

学习目标

1. 掌握:学龄前儿童和学龄儿童膳食。
2. 熟悉:学龄前儿童和学龄儿童营养需要。
3. 了解:学龄前儿童和学龄儿童生理特点。

自满3周岁至6~7岁入小学前为学龄前期。自入小学开始(6~7岁)至青春期前为学龄期。学龄前期是培养良好饮食习惯和健康生活方式的重要时期。学龄期是儿童体格、智力发育的关键时期。合理的营养有助于提高学习能力和学习成绩;促进发育、减少疾病。营养不良则导致儿童发育受阻;传染病的发病率增高;学习效率明显下降。因此,应运用科学的方法对儿童的营养状况、营养需求进行系统的分析和评价;适时地对儿童进行营养知识教育,使他们逐渐懂得平衡膳食、良好饮食习惯和自我保健的意义。

第一节　学龄前儿童和学龄儿童生理特点

案例

明明,男,9岁,足月顺产,出生体重为5.3kg,从小不爱活动,不吃蔬菜,近1年来只喝饮料,从不喝水。今日爸爸带明明去医院进行常规体检。体检结果为:体重61.5kg,身高144.1cm,BP 130/80mmHg,B超提示脂肪肝。

请问:1. 明明的体检结果有哪些异常?

2. 明明的膳食存在哪些问题,应如何纠正?

一、生长发育特点

(一) 体重和身高
体重每年增长约2kg。身高每年增长6~7cm。

1~12岁体重的估算公式为:体重(kg) = 年龄(岁) × 2 + 8。

2~12岁身高的估算公式为:身高(cm) = 年龄(岁) × 7 + 75。

(二) 消化功能
儿童6岁左右萌出第一颗恒牙(第一恒磨牙,又称"六龄牙");6~12岁乳牙逐个被同位恒牙替换,其中第一、二前磨牙代替第一、二乳磨牙;12 岁左右萌出第二恒磨牙。第一颗恒牙虽然在 6 岁左右才萌出,但牙齿的钙化过程早在出牙前就已经开始,所以及早补充钙和维生素 D 很重要。

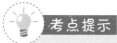

考点提示

第一颗恒牙萌出的时间

二、心理发育特点

学龄前儿童具有短暂地控制注意力的能力,但注意力分散。这一特征在饮食行为上表现为进餐不专心,边吃边玩,使进餐时间延长,食物摄入不足而致营养缺乏。学龄前儿童个性有明显的发展,主动性强、好奇心强,在行为方面表现为主动性和独立性。在饮食行为上的反应是自我做主,对于被要求摄入的食物产生反感甚至厌恶,久之出现偏食、挑食等不良饮食行为。学龄前儿童模仿能力极强,家庭成员尤其是父母常成为其模仿的主要对象。因此家庭成员应具备良好的饮食习惯,为孩子树立榜样。

进入小学,标志着儿童学生时代的开始。从此,儿童就从学龄前期的游戏实践活动跨进了学龄期的学习实践活动,开始进行正规、系统的学习。学龄前儿童的学习是融于游戏活动之中的,强调"寓教于乐",孩子没有学习负担;学龄儿童则是在老师指导下有目的、系统地掌握知识、技能,学习负担较重。

学校生活对儿童自理能力的要求进一步提高。要求孩子能够照料自己的生活和学习;遵守学校的各项纪律;逐渐适应各种行为规范的要求等。上述学习、生活上的要求促使学龄儿童的心理发展突飞猛进,具体表现为智力明显增长,思维能力、语言表达能力有很大发展,情感活动也丰富起来。从小学开始,儿童的活动范围扩大,自我意识增强,个性逐步显露。在膳食安排上应取得学龄儿童的密切配合,积极引导他们正确的饮食观,切不可强迫孩子进食,以免产生逆反心理。

第二节 学龄前儿童和学龄儿童营养需要

一、能量

学龄前儿童和学龄儿童能量的 RNI 见表 5-1。

表5-1 学龄前儿童和学龄儿童能量的 RNI

年龄(岁)	男(MJ/d)	女(MJ/d)
3 ~	5.64	5.43
4 ~	6.06	5.83
5 ~	6.70	6.27
6 ~	7.10	6.67
7 ~	7.53	7.10
8 ~	7.94	7.53
9 ~	8.36	7.94
10 ~	8.80	8.36
11 ~	10.04	9.20

注:摘自《中国居民膳食营养素参考摄入量》,2000 年

二、营养素

（一）蛋白质

学龄前儿童和学龄儿童蛋白质的 RNI 见表 5-2。

表 5-2　学龄前儿童和学龄儿童蛋白质的 RNI

年龄（岁）	男（g/d）	女（g/d）
3 ~	45	45
4 ~	50	50
5 ~	55	55
6 ~	55	55
7 ~	60	60
8 ~	65	65
9 ~	65	65
10 ~	70	65
11 ~	75	75

注：摘自《中国居民膳食营养素参考摄入量》，2000 年

学龄前儿童和学龄儿童摄入的蛋白质中至少应有一半来自于动物性食品和豆类食品，以保证优质蛋白质的供给。蛋白质摄入充足，不仅有利于儿童生长发育，还有利于智商、情商的发育。摄入的蛋白质经过体内一系列变化，通过情绪回路反馈于大脑皮质，引起人的兴奋、喜悦。若食物中蛋白质含量不足，可导致生长发育迟缓、体格虚弱、学习能力下降；体内经一系列变化可产生 5-羟色胺，使人情绪低落、反应淡漠。

（二）脂类

学龄前儿童和学龄儿童脂肪适宜摄入量应分别占总能量的 30% ~35%、25% ~30%。脂肪摄入过少会导致必需脂肪酸缺乏而影响儿童正常的生长发育，因此一般不过分限制其膳食中脂肪的摄入。同时应注意饮食不能太油腻，脂肪摄入过多会引起血清胆固醇水平升高，增加肥胖、高血压、心血管疾病和某些肿瘤发生的危险性。

（三）碳水化合物

学龄前儿童和学龄儿童膳食中，碳水化合物所产的能量应占总能量的 55% ~65%。膳食中应以含有复杂碳水化合物的谷类为主，如米、面和各种豆类，避免摄入过多的糖和甜食。

（四）矿物质

1. 钙　摄入充足的钙可以保证儿童骨骼和牙齿的正常发育。学龄前儿童和学龄儿童钙的 AI 为 800mg/d，但随着钙强化食品和钙补充剂使用的增加，钙摄入过量的情况时有发生。学龄前儿童和学龄儿童钙的可耐受最高摄入量（UL）为 2000mg/d。如果钙摄入过量，会增加患肾结石的风险，并影响其他矿物质的吸收和利用。

2. 铁　学龄前儿童和 7 ~10 岁儿童铁的 AI 为 12mg/d；11 ~ 13 岁男孩、女孩铁的 AI 分别为 16mg/d、18mg/d。铁缺乏可引起缺铁性贫血，使学习能力下降，工作效率降低；可损害心理和智力发育，造成行为改变；还可损害儿童的认知能力，并且在补铁后也难以完全恢复。长期铁缺乏明显影响身体耐力，并使机体的免疫功能和抗感染能力下降。儿童铁缺乏的主要原因是膳食中可利用铁量少，铁的生物利用率低。

3. 锌　锌是体内许多酶的组成成分或激活剂,可促进生长发育和组织再生。儿童锌缺乏时的表现包括食欲差、味觉迟钝甚至丧失,严重者引起生长发育迟缓、性发育延迟、免疫功能受损。学龄前儿童锌的 RNI 为 12mg/d;7～10 岁儿童锌的 RNI 为 13.5mg/d;11～13 岁男孩、女孩锌的 RNI 分别为 18.0mg/d、15.0mg/d。

4. 碘　碘是人体必需的微量元素,是合成甲状腺激素的重要原料。甲状腺激素参与调节机体能量代谢,促进体格(包括体重、身高、骨骼、肌肉等)发育。从胎儿期开始到出生后 2 岁,小儿脑的发育依赖甲状腺激素,此阶段碘缺乏会导致不同程度的脑发育迟滞,并且 2 岁以上儿童再补碘或者甲状腺激素也不可逆转。

学龄期碘缺乏主要表现为甲状腺肿,体格、智力发育障碍,单纯性聋哑等。碘摄入过量对身体有害,可引起高碘性甲状腺肿。这在某些长期饮用高碘水或吃高碘咸菜的地区容易发生,也可由食用过量含碘食品造成。学龄前儿童和 7～10 岁儿童碘的 RNI 为 90μg/d,11～13 岁为 120μg/d。

(五) 维生素

1. 维生素 A　维生素 A 对学龄前儿童的生长发育,尤其是骨骼的生长有重要作用。维生素 A 缺乏是发展中国家普遍存在的营养问题,儿童的发生率远高于成人,严重威胁着儿童的生存。学龄前儿童维生素 A 的 RNI 为 500～600μgRE/d;7～13 岁儿童维生素 A 的 RNI 为 700μgRE/d。

2. 维生素 B_1　精加工谷类的普及,使儿童维生素 B_1 的缺乏成为目前被关注的营养问题。学龄前儿童维生素 B_1 的 RNI 为 0.7mg/d;7 岁、11～13 岁儿童维生素 B_1 的 RNI 分别为 0.9mg/d、1.2mg/d。

3. 维生素 B_2　维生素 B_2 缺乏可引起口角炎、舌炎以及湿疹,缺铁性贫血的儿童常伴有维生素 B_2 缺乏。学龄儿童学习生活较紧张,易发生维生素 B_2 缺乏症。学龄前儿童维生素 B_2 的 RNI 为 0.7mg/d;7～11 岁、11～14 岁儿童维生素 B_2 的 RNI 分别为 1.0mg/d、1.2mg/d。

4. 维生素 C　典型的维生素 C 缺乏在临床上已不常见,但亚临床缺乏对健康的潜在影响应受到关注,如患慢性病的风险增加及免疫能力降低等。3 岁、4～6 岁、7～11 岁、11～13 岁儿童维生素 C 的 RNI 分别为 60mg/d、70mg/d、80mg/d、90mg/d。

第三节　学龄前儿童和学龄儿童膳食

一、学龄前儿童膳食指南

与婴幼儿相比,学龄前儿童生长速度减慢,各器官持续发育并逐渐成熟。学龄前儿童膳食的关键是:供给生长发育所需的充足营养;帮助建立良好的饮食习惯;为建立健康膳食模式奠定坚实的基础。

(一) 食物多样,谷类为主

学龄前儿童正处于生长发育期,新陈代谢旺盛,对各种营养素的需要量相对高于成人。合理营养不仅能保证学龄前儿童的生长发育,也可为其成年后的健康打下良好的基础。食物多种多样,各种食物所含的营养成分不完全相同,任何一种天然食物都无法提供人体必需的全部营养素。学龄前儿童的膳食必须是由多种食物组成的平衡膳食,以满足各种营养素的需要,因而提倡食物多样性。

谷类是人体能量的主要来源,也是我国传统膳食的主体。谷类可为儿童提供碳水化合物、蛋白质、B族维生素和膳食纤维等。学龄前儿童的膳食也应以谷类为主体,适当注意粗细粮的合理搭配。建议谷类(米饭、面条等)摄入量为 180～260g/d。

(二)多吃新鲜果蔬

鼓励学龄前儿童多吃蔬菜和水果。应特别注意蔬菜和水果所含的营养成分并不完全相同,不能互相替代。制备膳食的时候,应注意将蔬菜切小、切细以利于学龄前儿童咀嚼和吞咽。同时还要注重蔬菜和水果品种、颜色、口味的变化,以引起学龄前儿童多吃蔬菜、水果的兴趣。建议摄入蔬菜类 200～250g/d,水果类 150～300g/d。

(三)经常摄入适量的鱼、禽、蛋、瘦肉

鱼、禽、蛋、瘦肉等动物性食品是优质蛋白质、矿物质和脂溶性维生素的良好来源。动物蛋白的氨基酸组成更适合人体需要,而且其中所含赖氨酸较多,有利于弥补植物蛋白中赖氨酸的不足。肉类中铁的利用率较高,鱼类特别是海鱼所含的不饱和脂肪酸有利于儿童神经系统的发育。动物肝脏中维生素 A 含量极为丰富,还富含维生素 B_2、叶酸等。我国农村有相当数量的学龄前儿童动物性食物的平均摄入量还很低,应适当增加;但是部分城市学龄前儿童膳食中优质蛋白质摄入过多,同时饱和脂肪酸的摄入量较高,谷类和蔬菜的摄入量明显不足,这对健康十分不利。鱼、禽、兔肉等含蛋白质较多、饱和脂肪酸较少,学龄前儿童可经常吃这类食物。建议摄入蛋类 60g/d,鱼虾类 40～50g/d,禽畜肉类 30～40g/d。

(四)每日饮奶,常吃大豆及其制品

奶类是一种营养成分齐全、营养素比例适宜、易于消化和吸收、营养价值很高的天然食品。除含有丰富的优质蛋白质、维生素 B_2、维生素 A 外,含钙量也较高,是天然钙质的极好来源。儿童摄入充足的钙有助于增加骨密度,从而延缓成年后发生骨质疏松的年龄。目前我国居民膳食中提供的钙普通偏低,因此对于生长发育阶段的学龄前儿童,应鼓励每日饮奶。建议奶类及奶制品的摄入量为 200～300g/d。

大豆是我国的传统食品,含有丰富的优质蛋白质、不饱和脂肪酸、钙、维生素 B_1、维生素 B_2 和烟酸等。为提高农村儿童蛋白质的摄入量,同时避免城市儿童过多摄入肉类带来的不利影响,学龄前儿童应常吃大豆及其制品。建议摄入大豆及豆制品 25g/d。

(五)膳食清淡,安排合理,饮水充足

在为学龄前儿童加工制作食物时,应尽可能保持食物的原汁原味,让孩子首先品尝并接纳各种食物的天然味道。学龄前儿童的膳食应清淡、少盐、少油,避免添加辛辣刺激的物质和调味品,这样做的目的是:①保护儿童较敏感的消化系统。②避免干扰或影响儿童对食物本身的感知和喜好。③实现食物的正确选择和膳食多样性。④预防偏食和挑食等不良饮食习惯。建议学龄前儿童膳食中油的摄入量为 25～30g/d。

学龄前儿童胃容量较小,肝脏中糖原储存量少,活泼好动,故容易饥饿。应通过适当增加餐次来适应学龄前儿童的消化功能特点,以每日"三餐两点"为宜。各餐能量和营养素合理分配,早、中、

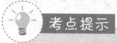

考点提示

学龄前儿童每日餐次安排

晚正餐之间加适量的加餐食物,既保证营养的需要,也不增加胃肠道负担。通常情况下,三餐能量分配中早餐提供的能量约占 30%(含上午 10 点的加餐);午餐提供的能量约占 40%(含下午 3 点的加餐);晚餐提供的能量约占 30%(含晚间 8 点添加的少量水果、牛奶等)。

学龄前儿童新陈代谢旺盛、活动量较大,建议饮水量为 1000~1200ml/d,应以白开水为主。过多饮用含糖饮料和碳酸饮料不仅会影响孩子的食欲,使其容易发生龋齿,还会造成能量摄入过多,不利于儿童的健康成长。

(六) 食量与活动量平衡,维持正常体重增长

进食量和体力活动是调控体重的两个主要因素。食物提供人体能量,体力活动消耗能量。进食量过大而活动量不足时,则多余的能量就会以脂肪的形式在体内沉积而使体重过度增长,久之发生肥胖;相反若食量不足,活动量又过大时,可能导致能量不足而引起消瘦,并造成注意力和活动能力下降。所以学龄前儿童需要保持食量与能量消耗之间的平衡。肥胖的儿童应该控制进食量和高油脂食物摄入量,适当增加活动强度和持续时间,在保证营养素摄入充足的前提下,适当控制体重过度增长;反之消瘦的儿童应适当增加食量和油脂摄入量,以维持生长发育的需要和体重正常增长。

(七) 不偏食、不挑食,培养良好饮食习惯

学龄前儿童对事物的兴趣增加,模仿能力强,开始具有一定的独立性活动,故易出现饮食无规律,吃零食过多,食物摄入过量。当受冷或受热,出现疾病或情绪不安定时,易影响消化功能,可造成偏食、厌食等不良饮食习惯。所以应特别注意培养儿童良好的饮食习惯,不偏食、不挑食。

(八) 定期监测生长发育情况

体重、身长等生长发育指标反映儿童的营养状况,父母可以在家中进行定期的测量。学龄前儿童应每 2~3 个月测量一次。

(九) 吃清洁、卫生、新鲜的食物

注意学龄前儿童的进餐卫生,包括餐具的清洗与消毒、进餐环境和供餐者的健康与卫生状况。幼儿园集体用餐应实行分餐制,以减少感染疾病的机会。不能饮用生的未经高温消毒过的牛奶和未煮熟的豆浆;不吃生鸡蛋和未熟的肉类加工食品;不吃污染变质不卫生的食物。

二、学龄儿童膳食指南

学龄期是小儿体格和智力发育的关键期,也是个体行为和生活方式形成的重要时期。摄入充足的营养既可以保证学龄儿童正常的生长发育,又可为成人期乃至一生的健康奠定良好的基础。

(一) 三餐定时定量,保证吃好早餐,避免盲目节食

目前盲目节食一日三餐不规律、不吃早餐的现象较为突出,严重影响其营养的摄入和身体健康。三餐定时定量,保证吃好早餐对于学龄儿童的生长发育和学习非常重要。此外还应注意不能盲目节食。

(二) 吃富含铁和维生素 C 的食物

缺铁性贫血是世界上最常见的一种营养缺乏性疾病,也是当前人们最为关注的公共卫生问题之一。学龄儿童由于生长迅速,铁需要量增加,加之女孩月经来潮后的生理性铁丢失,更易发生贫血。

即使是轻度的缺铁性贫血,也会对学龄儿童的生长发育和健康产生不良影响,可造成体力、抵抗力及学习能力的下降。为预防缺铁性贫血的发生,应经常吃富含铁的食物。维生素 C 可促进膳食中铁的吸收,因此学龄儿童每天的膳食中应含有新鲜的蔬菜和水果。

（三）每天进行充足的户外活动

学龄儿童每天进行充足的户外活动,能够保持正常体重,预防和控制肥胖;增强体质和耐力;提高机体的柔韧性和协调性;对预防某些慢性病也有一定的作用。户外活动还能使学龄儿童接受紫外线的照射,有利于体内维生素 D 的合成,保证骨骼正常生长。

（四）不吸烟、不饮酒

学龄儿童正处于生长发育阶段,身体各器官、系统还未成熟,神经系统、免疫功能、内分泌功能等尚不十分稳定,对外界不利因素和刺激的抵御能力都比较差,因而吸烟、饮酒对儿童的不利影响远远超过成人。此外,学龄儿童吸烟、饮酒行为还直接关系到其成年后的行为。因此,学龄儿童应养成不吸烟、不饮酒的好习惯。

三、学龄儿童主要的膳食问题

（一）早餐问题

我国学龄儿童早餐的营养、质量均存在一定问题。北方农村的早餐多是馒头、咸菜,南方常是一碗泡饭;城市则经常是烧饼、油条。并且为赶时间,孩子总是吃得很仓促。这样的早餐导致能量、蛋白质摄入均不足,至上午第三节课时学生就会出现饥饿感,学习效率明显下降。

1. 早餐的重要性　吃好早餐对学龄儿童的健康和学习非常重要。在我国小学生存在的各种营养问题中,不认真吃早餐是最突出的现象之一。

处在生长发育阶段的学龄儿童,学习负担不断日益加重,尤其是上午的课业学习使大脑持续处于高度紧张状态,需要消耗大量的能量和营养素。晨起时胃肠道已经排空,机体必须从早餐中摄取足够的能量和营养素,以保证脑力和体力活动的正常进行。

血糖是大脑唯一能够利用的能源。人体血糖的正常范围是 $3.9 \sim 6.0$mmol/L。如果血糖低于 3.9mmol/L,便会出现面色苍白、心慌多汗、四肢无力、思维迟钝等低血糖现象;当血糖低于 2.5mmol/L 时,便会引起大脑功能障碍。因为脑细胞所消耗的能量只能来自于葡萄糖,而不能从蛋白质和脂肪中获取,所以大脑对血糖的波动最敏感。因此当血糖下降之后,大脑兴奋性

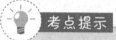

考点提示

大脑能量的来源

随之降低,注意力不集中,思维变得迟钝,导致学习成绩下降。吃好早餐不仅有利于学龄儿童的身体健康,还可提高学习效率;而不吃早餐或随意应付可导致营养缺乏、肥胖,引起胃炎和胆石症,并影响学习成绩。

2. 营养早餐的标准　科学营养的早餐应该包括谷类、动物性食物(奶、蛋或肉)、大豆或其制品、蔬菜或水果 4 大类食物。早餐提供的能量和营养素应达全天供给量的 30% 左右。

早餐的准备应注意科学性。碳水化合物在胃肠道消化、吸收快,吸收后血糖只能暂时升高而不能长时间维持,所以只吃主食是不够的。学龄儿童必须在副食中添加一些富含蛋白质和脂肪的食物,比如蛋类、奶类、豆制品等,这些食物在胃肠道消化吸收比较缓慢,可使血糖长时间维持在一定水平。

理想的早餐应该是有谷类(主要含淀粉),为身体提供所需的能量;同时还应有足够的蛋白质和脂肪。早餐应干稀搭配,主副食兼顾,即除主食外,还应有鸡蛋、牛奶、肉、豆浆之类的食品。鸡蛋内含有较多的乙酰胆碱,是大脑完成记忆功能必需的物质,因此学龄儿童每日早餐应吃一个鸡蛋,这样可以强身健脑,使其在上午的学习过程中保持旺盛的精力。

具体为学龄儿童安排早餐时,应做到主食 50～100g,可选择馒头、包子、糕点等;副食可选鸡蛋 1 个,或牛奶 1 杯,或炒豆干等豆制品。早餐应合理搭配,供给足够的碳水化合物、蛋白质、脂肪等营养素,为全天营养平衡创造条件。

(二) 晚餐问题

"晚餐要吃少"是对成年人而言的,对儿童则应另当别论。由于学龄儿童正处于生长发育的旺盛时期,不论体格生长还是大脑发育均需要大量营养物质。一日三餐间隔大约为 6 小时,而晚餐距离次日早餐的时间则为 10～12 小时。生长发育即使在夜间也不会停止,这时仍需要一定的营养物质,若晚餐吃得太少就无法满足需要,日久便会影响生长发育。因此对学龄儿童来说,晚餐不但不能吃少,而且还要吃得"好"。所谓好,首先是能量要高些,以占全天摄取能量的 40% 为宜;其次要少食高脂肪类不易消化的食物。

四、学龄前儿童和学龄儿童常见营养问题

(一) 肥胖

儿童期肥胖多属于单纯性肥胖,与遗传、高糖高脂肪饮食和缺乏运动等多种因素密切相关。防治原则是:

1. 从胎儿期、婴儿期抓起　孕妇在妊娠晚期不宜过度补充营养,以免胎儿脂肪细胞过量增殖;婴儿应尽可能采用母乳喂养,添加固体食物的时间不宜太早。

2. 定期体检　定期监测儿童生长发育情况和营养状况,及时发现体重异常,以便及时纠正。

3. 不要摄食过量　从小培养良好的饮食习惯,不偏食、挑食、过食和漏餐。

4. 饮食治疗　对超重和肥胖儿童的饮食治疗包括适当限制能量摄入、运动锻炼和注意保护性营养素摄入 3 方面:①减少碳水化合物和脂肪食物的摄入;限制油炸食品和甜食;以鱼、禽类代替猪肉;以蒸、炖食物代替炒菜,减少食用油的摄入;以脱脂奶、低脂奶代替全脂牛奶;少吃零食、快餐。②每天进行户外活动、运动锻炼至少 1 小时,增加能量消耗。③可适当减少主食,但不能减少蛋白质摄入。尽可能多摄入低能量、富含微量营养素及膳食纤维的蔬菜和水果等食物,以满足儿童正常生长发育的需要。

(二) 龋齿

合理的营养是牙齿和牙龈健康的物质基础。膳食构成和饮食习惯,如膳食中碳水化合物的种类、数量;蛋白质、钙、氟、膳食纤维的含量;摄食频率和时间等都对龋齿的形成有明显影响。防龋膳食原则是:

1. 从胎儿期做起　孕妇要营养充足,摄入钙、磷比例适宜,保证胎儿牙齿钙化及齿质良好,增强出生后的抗龋能力。因母乳不含蔗糖,而且富含比例适当的矿物质和维生素,防龋作用优于牛乳,故应大力提倡母乳喂养。

2. 多食富含膳食纤维的食物　蔬菜、水果、杂粮等富含膳食纤维的食物可增强儿童的咀嚼能力,使牙齿坚固,对牙齿有清洁和摩擦作用。含膳食纤维少的食物对牙面的摩擦作用也小,从而使牙齿的自洁作用下降。

3. 合理饮食　在平衡膳食的基础上,适当提高蛋白质的摄入量;减少单、双糖的用量,特别应少吃蔗糖;吃糖后立即漱口,切忌含糖入睡;减少酸性饮料摄入,避免对牙釉质的腐蚀作用。

4. 注意运动　户外活动有助于增加体内维生素 D 的合成,充足的维生素 D 和钙质是维持骨骼、牙齿健康的有力保证。每天做叩齿运动也有益于牙齿和牙龈健康。

5. 及时清除食物残渣　精白米、白面、饼干、糖果等精制食物容易被口腔微生物发酵而

导致龋齿。在食用这类食物时,要特别注意口腔卫生,儿童应尽早学会刷牙,学会用牙线清除牙缝间的食物残渣。饭后要漱口、刷牙,刷牙提倡"三三制",即三餐后三分钟内刷牙;刷牙齿的三个面;每次刷牙三分钟。牙刷要选用软毛圆头的儿童专用牙刷,做到"上牙往下刷,下牙往上刷,里外都刷到,咬面别忘了"。

6. 特别呵护"六龄牙" 该牙负担的咀嚼功能最重,且使用时间最长,其表面的窝、沟多而深,容易发生龋变。如果"六龄牙"出现病变,不但影响咀嚼功能,还会引起邻牙倾斜、移位,影响终身。学龄前儿童应每半年进行一次口腔检查,尤其注意"六龄牙"的健康,发现龋变,及时充填治疗。

7. 氟化物防治 低氟地区人群防龋的措施有自来水加氟、食盐加氟、牙膏内加氟等。茶含有较高的氟化物,饭后用茶水漱口是维护牙齿健康、预防龋齿简单易行的好方法。

(三) 便秘

儿童体质太差、饮食不当、活动过少、使用某些药物或改变环境时,可引起便秘。便秘时感觉腹胀、消化功能减弱、食欲减退,不仅影响生长发育,还可导致痔疮或肛裂。其防治原则是:

1. 多摄入膳食纤维 膳食纤维能吸收大肠水分,软化大便,增加大便体积,促进肠蠕动,有助于排便。如蔬菜(黄瓜)、水果(香蕉、苹果)、红薯、粗粮等。

2. 多饮水、喝汤 可以保持体内水分充足,有利于粪便软化,便于排出。

3. 多食富含 B 族维生素的食物 如粗粮、豆类及其制品、酵母等富含维生素 B_1 有利于增加肠蠕动。

4. 多食易产气的食物 如洋葱、萝卜、豆类、黄瓜、蒜苗等,在肠内发酵产生气体可促进肠蠕动。

5. 纠正营养不良、多活动 营养不良、活动量小的儿童腹肌张力差,或肠蠕动减慢,便秘比较多见。要注意全面纠正营养不良,鼓励儿童多参加体育活动,以增加腹肌、膈肌、肠壁肌肉、肛提肌的肌力。

6. 定时排便 3 个月以上的婴儿就可以训练定时排便;幼儿可在清晨或进食后定时坐便盆,使其形成定期排便的好习惯。

7. 忌用泻药 儿童便秘时忌用泻药。因儿童消化功能尚不完善,使用泻药后可能导致腹泻。

本章小结

学龄前儿童与婴幼儿相比,生长发育速度减慢,但个性上更加活泼好动。学龄前儿童注意力分散、好奇、喜欢模仿,因而具有极大的可塑性,家长、老师应注意培养其良好的道德品质和生活习惯。学龄前儿童消化能力仍然有限,尤其对固体食物需要较长的适应时间,不能过早进食成人膳食,以免造成消化、吸收紊乱。学龄儿童除生殖系统外各器官发育已接近成人水平,智能发育较之前更加成熟,是培养良好学习习惯的重要时期。此期也是儿童心理发展上的一个重大转折期,应加强教育,促进学龄儿童全面发展。学龄儿童已开始有课业负担,应合理安排膳食,在保证生长发育的同时使其能够顺利完成学习任务。

(郇丽华)

目标测试

一、名词解释

1. 学龄前期
2. 学龄期

二、填空题

1. 儿童_____岁左右萌出第一颗恒牙。
2. 学龄前儿童和学龄儿童膳食中,碳水化合物所产的能量应占总能量的_____。
3. 学龄儿童脂肪适宜摄入量应占总能量的_____。
4. 学龄前儿童钙的适宜摄入量为_____。
5. 建议学龄前儿童每日摄入蛋类的量为_____。

三、判断题

1. 维生素 C 可促进膳食中铁的吸收。(   )
2. 儿童锌缺乏时可出现食欲差、味觉迟钝甚至丧失。(   )
3. 为保证儿童骨骼正常的生长发育,应多进行户外活动并摄入充足的钙。(   )
4. 为避免消化不良,学龄儿童的晚餐应尽量少吃。(   )
5. 建议学龄前儿童奶类及奶制品的摄入量为 800～1000g/d。(   )

四、选择题

A1 型题

1. 学龄前儿童应该合理食用各类食物,取得平衡膳食,午餐供给的能量应占一日总能量的

   A. 25%　　　　　　　　B. 30%　　　　　　　　C. 35%

   D. 40%　　　　　　　　E. 50%

2. 学龄前儿童营养素摄取方面的主要问题是

   A. 铁、锌、维生素的缺乏　　　　　　B. 蛋白质-能量营养不良

   C. 碘、硒缺乏　　　　　　　　　　　D. 钙、磷、钾缺乏

   E. 碳水化合物摄入不足

3. 人体体格测量资料可作为营养状况的综合观察指标,5～10 岁儿童应选用的指标是

   A. 体重　　　　　　　　B. 身高　　　　　　　　C. 皮褶厚度

   D. 头围　　　　　　　　E. 身高、体重、皮褶厚度

4. 正常情况下大脑唯一的能量来源物质是

   A. 蛋白质　　　　　　　B. 葡萄糖　　　　　　　C. 碳水化合物

   D. 蔗糖　　　　　　　　E. 脂肪

5. 学龄前儿童一日餐次应为

   A. 三餐　　　　　　　　B. 两餐两点　　　　　　C. 三餐一点

D. 三餐两点　　　　　　E. 三餐三点

五、简答题

1. 为学龄前儿童提供膳食有哪些要求？
2. 简述吃好早餐对学龄儿童的重要性。
3. 学龄前儿童和学龄儿童常见的营养问题有哪些？

第六章　青春期营养

学习目标

1. 掌握：青春期合理膳食的要求。
2. 熟悉：青春期的营养需求及膳食参考摄入量；青春期的生理特点。
3. 了解：青春期营养中常见的问题。

　　青春期是指一个人由童年向成年人过渡的生理、心理急剧变化的时期。年龄在 11～20
岁,女孩一般较男孩早两年进入青春期。女孩从
11～12 周岁到 17～18 周岁,男孩从 13～14 周岁
到 18～20 周岁,是性功能逐渐发育成熟的时期。
相当于初中和高中学龄期。这个阶段是人生长发

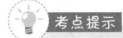

考点提示

青春期的定义

育的第二个高峰。青春期开始的早晚、生长发育的速度和持续的时间都有很大的个体差异,
因此对青春期少年营养的摄入也应有所不同。

第一节　青春期生理特点

案例

　　小敏,女,13 岁,一名性格活泼的学生。最近看起来有点心事重重。原来是她第一
次来了月经。看着红红的血,她有点害怕,不知如何是好。

　　请问:1. 小敏已进入到生长发育的哪个阶段?

　　　　　2. 这一阶段身体还会出现哪些变化?

一、生长和发育

　　青春期的生理特点,主要表现在三个方面:
①身体形态的发育;②身体功能的增强;③性器官
的发育和成熟。

考点提示

青春期的生理特点

(一)身体形态的发育

　　1. 身高　进入青春期,身高增长速度加快,一般持续 2～3 年。这期间身高每年以 6～
8cm、多则以 10～12cm 的速度增长。青春期身高平均增加 30cm 左右。青春期下肢骨骼增

长很快,是决定身体高矮的关键性因素,不过它的长势不长久;脊椎骨的增长速度远不及下肢骨,但它的长势比下肢骨持久。所以,人的长高十七八岁以前主要靠下半身,十七八岁以后,则几乎全靠上半身。

2. **体重** 在身高增长的同时,体重也迅速增加,每年可增加 5~6kg,多则可增加 8~10kg。青春期体重平均增加 20~30kg。

3. **第二性征** 男女两性生殖器官的差异为第一性征。进入青春期后,由于受性腺分泌的性激素影响,出现了一系列与性别有关的外表特征,称为第二性征。男性表现为声音低沉、喉结突出、生须等。而女性表现为声音高亢、乳房发达、骨盆宽大等。性腺分泌性激素是第二性征出现的前提,否则内外生殖器官将永远保持在幼稚型。

(二) 身体功能的增强

青春期不但身高、体重迅速增长,而且神经系统和内脏器官的生理功能也迅速增强。

1. **脑** 主要表现在脑对人体的调节功能大大增强,分析判断和推理论证等能力不断提高。与此同时,大脑皮质的兴奋性较强,遇事易冲动。

2. **心脏** 心肌增厚,收缩能力增强,心功能显著提高。到十七八岁心脏每搏输出量为 60~70ml,血压 12~18.7/8~12kPa,已接近成人水平。

3. **肺脏** 10 岁时肺活量还只有 1400ml 左右,到十四五岁时已增至 2000~2500ml。

(三) 性器官的发育和成熟

性器官发育是青春期最重要的变化之一。男性睾丸发育最早,其次是阴茎、阴囊。男性的性功能发育主要表现是遗精,首次遗精的年龄一般是 12~19 岁,很多人是在睡梦中不知不觉发生的。首次遗精发生后,睾丸、阴茎等迅速发育,逐渐接近成人水平。

女性的性器官如卵巢、子宫、阴道等,在青春期前基本处于静止状态。8~10 岁起卵巢发育加快,10~18 岁子宫的发育呈直线上升趋势。第一次月经(即初潮)是青春期的重要标志之一。女孩月经初潮早的在 11~12 岁,晚的可到 18~19 岁,大多数在 13~15 岁。月经初潮后的第一年,月经周期常不规则,也不排卵,此后的任何一个周期都存在排卵的可能性。

二、消化和吸收功能

青春期身体正处于生长发育阶段,与人体的其他系统一样,消化系统的发育也很迅速,功能不断完善,逐渐接近成人水平。但在青春期的早期阶段,他们的胃酸和消化液分泌相对还比较少,消化酶的活性也相应比较低。这样的消化系统很难应付进食在质和量上的较大变化。同时,从自身的发育需要来看,由于青春期生长发育比较快,因此需要的营养物质相对也比较多,这样就增加了胃肠道负担,使消化系统长期处于紧张状态。这一时期人体的神经系统对肠胃的调节功能还不够完善,免疫功能还比较差,对饮食摄入的自制力也比较差,当摄入过量的食物时,就会影响消化系统的正常工作,导致系统功能发生紊乱,使身体产生不适或疾病。

青春期心理特点

青春期少年在伴随生理迅速发育成熟的同时,他们的思维、性格和社会经验方面还处于从幼稚向成熟发展的过渡期。这种身心发展的不平衡状态,会造成种种心理冲突和矛盾。反抗性与依赖性、封闭性和开放性、勇敢和怯懦、高傲和自卑、否定童年和眷恋童年在他们身上同时存在。他们日益增强的独立意识,使他们不肯轻易服从他人的意见,因而经常处于和家长相抵触的情绪当中。哪怕是穿衣吃饭的小事,也要与人争执。但实际上,青少年的反抗有时只是为了证明自己有独立的见解或个性。青春期的心理改变可导致饮食行为的改变,如对美的追求引起过分节食,追求独立常导致对家庭膳食模式的否定等。

第二节 青春期营养需要

案例

小明,男,15岁,初三学生。他今年长得特别快,一年内身高增加了10cm。体重也增加了9kg。但小明最近总是感到腿痛不舒服。妈妈告诉小明这是成长痛。

请问:1. 小明为什么总感到腿痛不舒服?

　　　2. 这一时期需要哪些营养?

一、能量

一个人需要消耗的能量主要取决于基础代谢、体力活动、食物热效应三个方面,在生长发育期,还要加上生长发育所需的能量。青少年对能量需要与生长速度成正比。生长发育需要能量占总能量供给的25%~30%。青少年能量的需要量超过了从事轻体力劳动的成年人,推荐能量

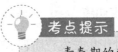

考点提示

青春期的营养需要

供给为9.6~11.7MJ(2290~2796kcal)/d。若能量长期供给不足,将会影响青少年的正常生长发育和健康。人体能量的来源是食物中的碳水化合物、脂肪和蛋白质,应注意三者所占的供能比例。

二、蛋白质

青春期身高、体重的增加,内脏器官的发育,基础代谢的增多,都离不开蛋白质的大量摄入。青春期摄入蛋白质的主要目的是用于合成自身蛋白质,以满足迅速生长发育的需要。因此,每天蛋白质应占总能量供给的13%~15%。青春期男性每天蛋白质需要量为85g左右,青春期女性每天为80g左右。青春期生长发育迅速,机体对必需氨基酸的需求也较高,如成人每天需要赖氨酸12mg/kg,而青春期则需要60mg/kg。因此,应提高青春期膳食中优

质蛋白质所占比例。在主食的基础上增加一定比例的禽畜肉类、蛋类、奶类、豆类是非常重要的。

三、脂类

脂肪是一种产能效率很高的营养物质,在人体内吸收后通过生物氧化而产生热量。当摄取的能量过剩时,机体又可通过一系列的反应转化为脂肪而贮存在体内。对于青春期的生长发育,脂肪也是机体不可缺少的营养素,脂肪供能应占总能量的 25% ~ 30%,平均每天应保持在 50 ~ 60g 的摄入量,若摄入过多,也可增加某些疾病的危险性。

四、碳水化合物

食物中的碳水化合物可分为两类:人体可以吸收利用的碳水化合物如单糖、双糖、多糖和人体不能消化吸收的碳水化合物,如纤维素。碳水化合物是人类获取能量的最经济和最主要的来源;碳水化合物是构成机体组织的重要物质;有些还具有特殊的生理活性;此外还有节约蛋白质、抗生酮、解毒和增强肠道功能的作用。

膳食中缺乏碳水化合物将导致血糖浓度降低,出现全身乏力、头晕、心悸、脑功能障碍等,严重者会发生低血糖昏迷。青春期缺乏碳水化合物会影响青少年的正常生长发育和学习能力。青春期碳水化合物应供应充足,占总能量 60% 左右为宜。如膳食中碳水化合物过多,就会转化成脂肪贮存于体内,导致肥胖的发生,进而导致多种疾病如糖尿病、高脂血症等。

五、无机盐

无机盐与其他营养素不同,不能在体内生成,且除非被排出体外,不可能在体内自行消失。各种无机盐在人体新陈代谢过程中,每天都有一定量随各种途径,如粪、尿、汗、头发、指甲、皮肤及黏膜的脱落排出体外。因此,必须通过食物补充。青春期生长发育迅速,对矿物质的需要相对较多。

(一)钙和磷

钙、磷主要参与人体的骨骼和软组织构成,若体内缺乏,极易导致骨骼发育不良、骨质软化症等。为满足青春期骨骼迅速生长发育需要,青春期需贮备钙 200mg/d 左右,故推荐供给量为 1000mg/d。因此,应在青少年膳食中多补充牛奶、蛋类、豆类、骨汤、软骨、虾皮等含钙、磷丰富的食物,以保证机体的正常需要量。

(二)铁

铁是人体合成血红蛋白的主要成分,缺铁可导致人体贫血,表现为头晕、眼花、面色苍白、体力下降、毛发枯黄、食欲减退等症状。伴随第二性征的发育,女性月经初潮的出现,铁供给不足可引起青春期缺铁性贫血。青春期男性铁需要量为 20mg/d,青春期女性铁需要量为 25mg/d。女性因月经失血因素较男性需铁量高。含铁丰富的食物有肉类、鱼类、动物肝脏、动物全血、豆类、黑木耳等。

(三)锌

锌是机体进行各种代谢活动的"酶"的组成成分。锌缺乏会影响体内多种酶的活性。若挑食、偏食,不注意均衡营养,易导致机体缺锌。机体缺锌容易出现生长发育迟缓、性功能发育不全、厌食、脱发、痤疮等症状,严重时可引起侏儒症。青春期男性锌需要量为 19mg/d,青春期女性锌需要量为 15.5mg/d。贝壳类海产品、红色肉类、动物内脏都是锌的极好来源。

（四）碘

碘是机体甲状腺素的重要成分,缺碘可导致甲状腺肿大、机体代谢低下,严重缺乏可影响生长发育,特别会引起大脑发育障碍、运动神经障碍。青春期每日碘需要量为 150μg/d,含碘较高的食物有紫菜、海带、海产品,使用碘化盐是最安全有效的补碘方法。

六、维生素

维生素是维持身体健康所必需的一类有机化合物。这类物质在体内既不是构成身体组织的原料,也不是能量的来源,而是一类调节物质,在物质代谢中其有重要作用。这类物质由于体内不能合成或合成量不足,所以虽然需要量很少,但必须经常由食物供给。维生素是保证人体正常生理功能所必需的营养素,它虽不能提供热能,但有促进生长发育、增进健康、增加机体抵抗力的作用。含维生素较多的食物有动物肝脏、谷物、鸡蛋、奶制品及新鲜蔬菜、水果等。青春发育期的青少年对维生素的需求量比成人高,若不合理摄入,易导致维生素缺乏症。

七、水

水占人体重量的 60%～70%,是维持人体正常生理活动的重要物质,是体液的主要组成部分,并参与调节体内的代谢过程和机体温度。人体如果缺水,就可引发血液浓缩,影响机体的正常代谢,引起肌肉酸痛、活动能力下降等。若水分丢失占体重的 20%,则人体将无法维持生命。青少年对水的需求量为:每日每千克体重 50～80ml。青春期男性,运动较多,水分消耗也多,故应适当增多水分摄入。体内水的主要来源是饮料水、食物水和代谢水。

第三节 青春期膳食

 案例

小强,男,16 岁,中专学生。他特别喜欢吃快餐,经常和父母或同学去肯德基、麦当劳、必胜客等快餐店吃饭。他喜欢用饮料当水喝,可乐是他的最爱。他的体重远远超过同龄人,小强很是苦恼。

请问:1. 小强的膳食存在哪些问题?

2. 怎样才能保持适宜的体重?

一、青春期合理膳食

（一）供给充足的能量和优质蛋白质

青春期生长发育迅速;中学期间课程多,时间安排紧,学业负担重,学生用脑强度大;中学生活泼好动,因此要保证青春期的营养需要,应供给能量充足、富含优质蛋白质、营养丰富的平衡膳食。

谷类是我国膳食中主要的能量和蛋白质来源,青春期的能量需要量大,每日需要 400～

500g 谷类食物,可因活动量大小而有所不同。宜选加工较粗糙、保留大部分 B 族维生素或强化 B 族维生素的谷类,还应适当选择杂粮和豆类。

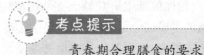
考点提示

青春期合理膳食的要求

蛋白质是组织器官增长及调节生长发育和性成熟的各种激素的原料,而且生长发育对必需氨基酸要求较高。因此,优质蛋白质供应占总蛋白质的 50% 以上。蛋、奶、鱼、禽、肉及豆类是膳食中优质蛋白质的主要来源。

(二)三餐定时定量,保证吃好早餐,避免盲目节食

一日三餐不规律、不吃早餐的现象在青少年中较为突出,直接影响他们的营养摄入和健康。三餐定时定量,保证吃好早餐对于青少年的正常生长发育和保证学习效率都非常重要。

青春期少女,都希望自己身材苗条、美丽动人。由于怕胖而盲目进行节食减肥,这样势必给正在发育的身体造成危害。盲目减肥的后果除可导致贫血、甲状腺功能亢进等营养性疾病外,还会引起内分泌功能失调,如月经不调、闭经等,使身体功能发生紊乱,甚至导致神经性厌食症,并可发生死亡。盲目减肥可造成营养缺乏,会促使脑细胞早衰,无法应付繁重的学习和工作任务。

(三)吃富含铁和维生素 C 的食物

青春期由于生长迅速,铁需要量增加。女孩由于月经来潮后的生理性铁丢失,更易发生贫血。膳食中要注意补充富含血红素铁的食物,如瘦肉、肝脏、血豆腐等,同时还要吃些含维生素 C 多的新鲜水果和蔬菜,以促进铁的吸收。

(四)注意钙和锌的补充

青春期是第二个生长发育高峰,身高的增长主要是长骨的生长,骨骼的发育要有充足的钙质。青春期每日要从膳食中摄入钙 1000mg,比其他年龄组都要高。钙的最好食物来源是奶、奶制品和虾皮,因此,每日膳食不可缺少奶类。

微量元素锌可促进性发育和体格发育。青春期每日锌的摄入量较其他年龄的儿童要适当增多。含锌多的食物有海产品、瘦肉、坚果等。

(五)每天进行充足的户外运动

青少年每天进行充足的户外运动,能够增强体质和耐力;提高机体各部位的柔韧性和协调性;保持适宜体重,预防和控制肥胖;对预防某些慢性病的发生也有一定的作用。通过户外运动还能接受一定量的紫外线照射,有利于体内维生素 D 的合成,保证骨骼的健康发育。

(六)不吸烟、不饮酒

青少年正处于生长发育的重要阶段,身体各系统、器官还未成熟,神经系统、内分泌功能、免疫功能等尚不十分稳定,对外界不利因素和刺激的抵抗能力都比较差,因而,吸烟和饮酒对青少年的不利影响远远超过成年人。

烟草中含有许多致癌物,另外还有许多促癌物,以及能够降低机体排出异物能力的纤毛毒物质。吸烟可引起肺癌、喉癌、口腔癌、鼻咽癌、食管癌、胰腺癌、膀胱癌等。吸烟会加剧心血管疾病,加速动脉粥样硬化和血栓生成,导致心律不齐,甚至突然死亡。吸烟会损害神经系统,使人记忆力衰退,过早衰老。吸烟会损害呼吸系统,经常吸烟的人,长年咳嗽、咳痰,易患支气管炎、肺气肿、支气管扩张等呼吸道疾病。吸烟者容易得胃溃疡,因为香烟烟雾中的烟碱,能破坏消化道中的酸碱平衡。吸烟可以破坏人体的营养成分,可以阻止人体对维生素 C

的吸收,增加得维生素 C 缺乏症的可能性。总之,吸烟对身体健康危害甚大。

酒的主要成分是酒精,化学名为乙醇。乙醇进入人体,能产生多方面的破坏作用。酒精对机体的损害,最重要的是中枢神经系统。它可以使神经系统从兴奋到高度的抑制,严重地破坏神经系统的正常功能。过量地饮酒还会损害肝脏。长期大量饮酒,能危害生殖细胞,导致后代的智力低下。常饮酒的人喉癌及消化道肿瘤发病率明显增加。

二、青春期常见营养问题

(一)营养失衡

青春期由于膳食营养失衡,身体发育出现异常,会出现消瘦或肥胖现象。有研究资料显示,我国 9~17 岁的学龄青少年男性超重率为 5.21%,女性为 3.56%,超重率随年龄增加而逐渐下降。男性消瘦率为 16.0%,女性为 12.1%,消瘦率在 11~13 岁时最高。12~17 岁男女之间消瘦率和超重率差异较大。学生中消瘦率高于超重率,超重率城市高于农村,男生高于女生。与肥胖相关疾病,如高血压、心脑血管疾病、糖尿病、癌症等疾病,目前日趋年轻化,在中年人中明显增加,甚至在青少年中也开始出现。

(二)营养素缺乏

由于青春期生长发育迅速,营养素需要量较大,往往会出现一些营养素的缺乏。青春期容易缺乏的营养素是钙、铁、锌、维生素 A 和维生素 B_2。

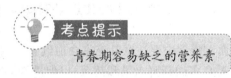

考点提示

青春期容易缺乏的营养素

(三)不良饮食行为

1. 节食　有些少女盲目节食减肥,这样做的结果,势必给正在发育的身体造成危害。她们忽视了自身的自然美,使原本拥有的健美身材变得枯瘦和呈现病态,反而失去少女健美的体态。

青春期是少女生理发育成熟的重要阶段。过分节食饥饿会动员体内脂肪分解,虽有减肥作用,但也可造成体内酮体堆积,使体内新陈代谢紊乱,出现低血钾、低血糖,食欲受到抑制,对疾病抵抗力下降。盲目减肥的后果除可导致贫血、甲状腺功能亢进等营养性疾病外,还会引起内分泌功能失调,如月经不调、闭经等,使身体功能发生紊乱,甚至导致神经性厌食症,并可发生死亡。

人的大脑时刻需要充足的氧气和能量供给。人们的思维越集中,消耗的能量就越多。人的记忆力强弱与脑细胞的营养状况有密切关系。盲目减肥可造成营养缺乏,会促使脑细胞早衰,无法应付繁重的学习任务。

2. 不吃早餐或早餐不合理　在青春期营养中,不吃早餐或早餐不合理是一个比较突出的问题。北京市的一项调查显示,16% 的中学生不吃早餐或者早餐不合理。

早餐与前一天的晚餐相隔时间比较长,此时胃早已排空,应及时进餐,使血糖维持在一定的水平。人的心脏和大脑活动所需的能量是直接由血中的葡萄糖供给的,如果不吃早餐或吃得很少,人体会出现饥饿感,学生上课会精力不集中,学习效率下降,严重者还会有头晕、乏力、出虚汗等低血糖反应。

早餐既要吃好又要吃饱。吃饱才能提供充足的热量,吃好才能供给丰富的营养。主食要吃些含碳水化合物丰富的食物,如馒头、面包、豆沙包等,同时还要进食富含优质蛋白质的食物,如鸡蛋、牛奶等,并应保证每天进食一定量的蔬菜和水果。早餐食物尽量做到可口、开胃,有足够的数量和较好的质量。

3. 常吃零食,甚至零食当正餐　零食是指在早、中、晚正餐时间以外吃的食物或饮料。如今的零食名目繁多,包装考究,口感诱人,青少年吃零食是一种比较普遍的饮食行为。青少年可以适量吃些零食,但要注意食用的时间、种类、来源和用量。

零食过量会影响食欲,妨碍正餐的摄入量,从而影响身体正常功能的发育。一些小食品加工厂为扩大销售,降低成本,大量使用色素,甚至使用非食用色素,利用鲜艳的色彩来吸引孩子们购物。色素是一种化学品,对食用色素的使用和限量国家有严格的卫生标准。长期食用色素超标的食品对身体极为有害。街边小食摊,特别是校门口的临时摊贩,缺乏卫生条件,食品易受灰尘、废气的污染,加上有的油炸食品原料来源不明,处于生长发育阶段的青少年长期食用这些食品,对健康会产生不利影响。

4. 常吃快餐　快餐是指由商业企业快速供应、即刻食用、价格合理,以满足人们日常生活需要的大众化餐饮。具有快速、方便、标准化等特点。肯德基、麦当劳、必胜客、德克士等都是著名的西式快餐。快餐的产生和推广与人们日益忙碌、快节奏的学习、工作、生活密切相关。快餐已成为了一种生活方式,并因此出现了"快餐文化"和"速食主义"。

洋快餐具有"三高"(高脂肪、高热量、高蛋白质)和"三低"(低维生素、低矿物质、低纤维)的特点,被营养学家称为"能量炸弹"和"垃圾食品"。大量的研究表明,发达国家心脑血管疾病、癌症的高发与长期"高热量、高脂肪、高蛋白"的三高膳食密切相关。

有许多青少年喜欢食用洋快餐,在城市尤为突出。长期食用这种快餐对身体健康不利,容易摄入过多脂肪引起肥胖;会减少维生素和矿物质的摄入,引起多种营养素缺乏;容易摄入过多的食品添加剂(如色素、香料、防腐剂等)或油脂分解产物等物质,严重影响青少年的健康。

 知识链接

快餐最早出现于德国,英语称为"quickmeal"或"fastfood"。引入中国之后,中文名称就叫"快餐",即烹饪好了的,能随时供应的饭食。

5. 手机佐餐　在这个"移动"的时代,很多人尤其是青少年,在吃饭时养成了边吃边用手机上网的习惯,觉得既不浪费时间又增添了乐趣。像在麦当劳,肯德基之类的地方,为吸引消费者大都提供免费上网功能。但是,这种行为会对健康产生不利的影响。

吃饭时用手机上网,首先会分散注意力,影响食欲;其次会影响胃酸的分泌及胰腺各种酶的分泌,导致食物不能被充分消化吸收。手机屏幕小,观看时距离近,长时间观看对眼睛危害很大。

边吃饭边看手机还让部分中学生与父母的沟通减少,容易造成性格孤僻,影响了青少年的身心健康。

6. 偏食、挑食　偏食是指只喜欢吃某几种食物的不良习惯,例如只喜欢吃鱼、肉,而不喜欢吃蔬菜。挑食反映在就餐时只吃些自己喜爱的食物而排斥其他食物。偏食、挑食已成为当今青少年的常见问题,是造成某些营养素不足的原因之一。

偏食、挑食都是非常不良的饮食习惯,对青少年生长发育极为不利。青春期的正常发育离不开各种各样的营养素作基础。各类食物在营养方面各自有不同的特点。仅通过摄食某一类食物,很难满足人体的营养需要。只有通过不同食物的搭配才能实现合理营养的要求。

偏食、挑食会造成青少年营养失衡,体重不达标;影响智力发育;抵抗力差,容易生病;甚至出现极端性格。

7. 饮料当水　市场上饮料多种多样,需要合理选择饮用。乳饮料和纯果汁饮料含有有益营养成分,适量饮用可以作为膳食的补充。有些饮料添加了一定的矿物质和维生素,适合热天户外活动和运动后饮用。有些饮料只含糖和香精香料,营养价值不高。青少年每天喝大量含糖的饮料代替饮水,是一种非常不健康的饮食习惯,应当改正。

一般不建议青少年喝雪碧可乐之类碳酸饮料。碳酸饮料因含有二氧化碳,能通过蒸发带走体内热量,可以起到一定降温作用。但是,靠喝碳酸饮料并不能真正起到解渴作用。碳酸饮料中含有大量的色素、防腐剂等物质,这些成分在体内代谢时反而需要大量水分,而且可乐含有咖啡因也有利尿作用,会促进水分排出,所以碳酸饮料会越喝越渴。此外,碳酸饮料一般含有10%左右的糖,一小瓶热量就达到一二百千卡,大量饮用容易使人发胖。

美国普通牙科学会发布信息提示,专家将健康的牙齿暴露在市场上常见的碳酸饮料中,经过14天的观察发现,随着接触时间的延长,碳酸饮料逐渐使牙釉质变得薄弱,并最终造成永久性损坏。研究人员指出,饮料中含有的各种添加剂、增味剂和有机酸等化学物质,对牙齿有比较强的腐蚀作用。

饮料中会添加各种各样的添加剂,如甜味剂、色素、增稠剂、防腐剂等,有的甚至多达十几种。这种添加剂在我们体内都要靠肝脏来分解和肾脏的排出,增加了我们肝脏和肾脏的负担。

知识链接

　　可乐是由美国的一位名叫约翰·彭伯顿的药剂师发明的。最初是一种能提神、解乏、治头痛的药用混合饮料,称为"可卡可拉",不含气体,饮用时兑上凉水,只是由于一次偶然的意外,才变成了碳酸饮料。1886年5月8日下午,一个酒鬼跌跌撞撞地来到了彭伯顿的药店。"来一杯治疗头痛脑热的药水可卡可拉。"营业员本来应该到水龙头那儿去兑水,但水龙头离他有二米多远,他懒得走动,便就近抄起苏打水往可卡可拉里掺。酒鬼居然挺喜欢喝,并到处宣传这种不含酒精的饮料所产生的奇效。于是这种含有可乐果提取物及其他调味品的碳酸饮料,开始流行于美国,并逐渐流行于世界各地。

8. 暴饮暴食　暴饮暴食是一种不良的饮食习惯。由于青春期自制力还比较差,对自己的饮食量不太清楚,遇到自己喜欢吃的东西就会大吃大喝。有些家长觉得孩子青春期身体发展迅速,正是长身体的关键阶段,多吃点儿是好事,因此也不注意对孩子的食量进行适当的控制。

青少年暴饮暴食还可能有心理方面的因素。有的心理学者认为,不正常的暴饮暴食常常是发泄心灵空虚、愤怒和悲伤等情绪的方法之一。事实上,暴饮暴食对青少年的身体非常有害。摄入过多的食物会影响消化系统的正常工作,导致系统功能发生紊乱,使身体产生不适或疾病。暴饮暴食常常引起积食不化,出现上腹饱胀、呃逆、呕吐、腹泻等症状。长期暴饮暴食还可能引起肥胖症等。

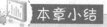 **本章小结**

　　青春期是指一个人由童年向成年过渡的生理、心理急剧变化的时期。青春期的生理特点主要表现在三个方面：一是身体形态的发育；二是身体功能的增强；三是性器官的发育和成熟。青春期对能量和营养素的需要高于成人。青春期合理膳食应注意：供给充足的能量和优质蛋白质；三餐定时定量，保证吃好早餐，避免盲目节食；吃富含铁和维生素C的食物；注意钙和锌的补充；每天进行充足的户外运动；不吸烟、不饮酒。

（孙永成）

 目标测试

选择题

A1 型题

1. 女孩一般较男孩进入青春期早
   - A. 一年
   - B. 二年
   - C. 三年
   - D. 四年
   - E. 五年

2. 男孩一般进入青春期为
   - A. 11~12周岁
   - B. 12~13周岁
   - C. 13~14周岁
   - D. 11~13周岁
   - E. 12~14周岁

3. 青春期男性每日蛋白质需求量约为
   - A. 75g
   - B. 80g
   - C. 85g
   - D. 90g
   - E. 95g

4. 在青春期，脂肪供能应占总能量的
   - A. 45%~50%
   - B. 35%~40%
   - C. 30%~35%
   - D. 25%~30%
   - E. 20%~30%

5. 为满足青春期骨骼迅速生长发育需要，钙推荐供给量为
   - A. 600mg/d
   - B. 700mg/d
   - C. 800mg/d
   - D. 900mg/d
   - E. 1000mg/d

6. 青春期宜选加工较粗糙、保留哪种维生素的谷类
   - A. 维生素A
   - B. B族维生素
   - C. 维生素C
   - D. 维生素D
   - E. 维生素E

A3/A4 型题

（7~9题共用题干）

　　患者，15岁，女性，乏力、易倦、面色苍白、心悸、气短、食欲减退、心率增快。毛发干枯、脱落；皮肤干燥、皱缩；指（趾）甲缺乏光泽、脆薄易裂。月经量大。学习注意力不集中。

7. 该患者以往膳食中最可能缺乏的营养素是
   - A. 维生素A
   - B. 钙
   - C. 铁

D. 维生素 D   E. 蛋白质

8. 每天应补充该种营养素
   A. 20g   B. 25g   C. 30g
   D. 80g   E. 85g

9. 该患者膳食中应增加哪种食物摄入
   A. 瘦肉   B. 牛奶   C. 杂粮
   D. 蔬菜   E. 水果

第七章　老年营养

学习目标

1. 掌握:老年人营养需要。
2. 熟悉:老年人膳食评价和要求。
3. 了解:老年人生理心理特点。

　　人出生后开始生长发育,从婴幼儿、青少年、成熟至成年。成年后随年龄的增长,机体的功能和代谢逐渐出现衰退现象,就是衰老或老化,这是无法抗拒的自然规律。然而,了解并根据人体各器官和组织细胞功能衰退的特点,可以通过合理膳食、适当运动、社会保障等措施延缓衰老进程,使老年人安度晚年。世界卫生组织(WHO)确定 60 岁及以上为老年,60 岁及以上若占总人口数超过 10% 或 65 岁及以上占 7% 即为老龄化社会。我国2010 年第六次全国人口普查结果显示:60 岁及以上人口为 177 648 705 人,占 13.26%,其中 65 岁及以上人口为 118 831 709 人,占 8.87%。平均预期寿命达到 74.83 岁,其中男性人口平均预期寿命为 72.38 岁,女性人口平均预期寿命 77.37 岁。表明我国已经进入老龄化社会,有巨大的老年人群。因此,如何进行老年保健、延缓衰老进程、防治老年慢性病和常见病,已成生物医学研究的重要课题。老年营养则是其中重要的内容,合理平衡的营养膳食有助于延缓衰老、预防疾病;营养不良或过盛则有可能加速衰老和疾病发生的进程。

第一节　老年人生理心理特点

　　进入老年以后,从外观到内在都发生了相应变化。外观形态上的变化,如须发渐白,皮肤弹性降低松弛,额头出现抬头纹、眼角出现鱼尾纹、眼睑下垂、视力减退、听力下降、感觉迟钝、行动迟缓,对周围环境适应能力下降、记忆力下降等。内在的生理、心理也发生了变化,个体生理性衰老具有全身性、退行性、内在性、可预计性等的基本特征。不同的个体之间,或同一个体的各个器官、组织、细胞之间,衰老的速度和程度都存在差异。人体组成成分的改变,细胞数量减少、器官重量减轻和功能的减退。如人体脂肪组织随年龄增长逐渐增加,而脂肪组织以外的人体组织则减少(细胞量下降特别是肌肉组织重量减少致肌肉萎缩、总体水分减少、骨矿物质减少,尤其是钙的减少)。

知识链接

衰老与延缓衰老

　　生命衰老的机制研究,从20世纪40年代起的病理形态、生理生化角度到目前的细胞和分子生物学水平,已达300多种学说,但都不能圆满解释衰老的本质。总体上可归纳为两类:一类认为衰老是由遗传因素控制的不可逆的变化;另一类认为衰老是机体遭受各种损伤的积累,导致代谢平衡的失调,使机体不能维持正常功能而死亡。也就是说,衰老与遗传因素、环境因素、社会因素、个体心理因素及营养因素等都相关。延缓衰老的措施:①平衡膳食,包括合理的饮食原则;合理的饮食调配;合理的饮食烹调;合理的饮食制度,通过"四个合理"减少疾病发生、降低自由基反应水平、提高免疫能力。②适当的体力和脑力活动是延缓衰老的重要因素之一。③良好的精神状态和心理状态是抗衰老的最重要因素。④适宜的生存环境,温度、湿度、光照、空气负离子等与寿命息息相关。⑤抗衰老药物可清除自由基、防止代谢紊乱、提高免疫力等。⑥中医中药养生延年益寿。

一、代谢变化

(一) 能量代谢功能降低

　　机体的基础能量代谢随年龄增长而降低,老年人的基础代谢率比中年人降低15% ~ 20%。机体能量代谢与基础能量代谢、劳动强度、劳动量的大小等因素密切相关,其中决定能量代谢的主要因素是劳动强度。由于老年人体力活动(劳动强度)减少和基础能量代谢率降低,其膳食热量供给量应逐步减少。如果老年人进食量大于维持能量平衡的需要,结果就是脂肪明显增加导致肥胖。

(二) 物质代谢的异向性

　　物质代谢为生命活动提供能量,青年人的代谢特点是进行性、同化性和合成性,而老年人的代谢则是退行性、异化性和分解性。

　　1. 碳水化合物代谢　随年龄的增长,老年人葡萄糖的耐受量逐渐下降,有研究表明,口服葡萄糖耐量实验随年龄增加耐量降低,50岁以上糖代谢异常者占16%,70岁以上者则占25%。这与随年龄增长,胰岛素调节葡萄糖利用减少相关,因此老年人糖尿病发病率明显上升。然而,老年人适量的体力活动对胰岛素调节葡萄糖利用起一定的作用。

　　2. 脂质代谢　随年龄的增长,机体对脂类的消化、吸收和合成能力降低,使体脂含量明显增加,而使老年人呈肥胖体型。有研究证实,老年人适量的有氧运动可以减少脂肪的积聚和在体内的分布。

　　3. 蛋白质代谢　随年龄的增长,蛋白质的分解大于合成,消化和吸收减退,各种蛋白质的量和质趋于降低。蛋白质轻度缺乏时,可引起体重减轻、免疫力降低和易疲劳等症状;蛋白质严重缺乏时则可导致营养不良性水肿、低蛋白血症及肝、肾功能降低等。适量的蛋白质饮食可有效地改变这些症状。

二、器官与系统变化

(一) 运动系统

　　老年人肌肉失去弹性,肌力减退、肌肉总量减少。骨骼中有机物质含量减少或逐渐消失,无机盐含量增加,而钙的含量减少,骨密度降低,骨胶质减少,骨骼弹性和韧性降低。因此老年人轻微外伤就会引起骨折。骨骼变脆,椎间盘退行性变化,脊柱弯曲,导致老年人驼背、身高下降。关节软骨纤维化,滑囊变僵硬,使关节僵硬,活动受限。老年人适量的运动和阳光照射,平衡膳食良好的营养,可减缓这些变化。

（二）消化系统

1. 口腔　老年人牙齿和牙周组织退行性变化,牙齿脱落引起上下颌骨和下颌关节改变,其咀嚼功能减退,而影响对食物的咀嚼和消化。口腔黏膜角化和逐年增厚,舌上的味蕾逐渐减少,使味觉障碍,对酸甜苦咸敏感性降低,特别对咸味显著迟钝。

2. 食管和胃肠道　老年人食管肌肉萎缩,收缩力减弱蠕动能力下降,食物通过时间延长。胃运动功能减退,胃黏膜萎缩性变化,胃酸分泌减少,严重影响胃蛋白酶的消化作用,同时对食入胃内的细菌杀灭作用减弱或丧失,导致老年人所需的营养物质不足而导致贫血、胃黏膜糜烂、溃疡或出血等。肠黏膜对食物营养成分的消化吸收大大降低,也是导致老年人营养不良的重要原因。胃肠平滑肌肌层萎缩,使胃肠蠕动缓慢无力,因此老年人常常有不同程度的便秘。

3. 肝胆胰　肝是物质代谢的重要器官。老年人肝功能减退,合成蛋白能力下降,解毒功能降低,药物代谢速度减慢易引起药物性肝损害,故老人要慎重用药。老年人消化吸收功能差,易引起蛋白质等营养缺乏,导致肝脂肪沉积。胆囊壁和胆管壁增厚,弹性降低,胆汁浓稠,胆固醇较多,易发生胆囊炎和胆石症。胰腺分泌的胰液含有多种消化酶,对食物消化起着重要作用。老年人胰腺变小变硬胰液分泌减少,严重影响淀粉、蛋白质、脂肪的消化和吸收。而胰岛细胞变性,胰岛素分泌减少,对葡萄糖的耐量减退,增加了胰岛素依赖型糖尿病患者发生的危险。

（三）泌尿系统

肾脏体积随年龄增长而萎缩变小、重量减轻,肾血流量减少30%～40%,肾功能明显衰退,肾小球滤过率降低,肾小管重吸收功能降低,肾内分泌功能下降。膀胱容量明显减少,膀胱肌肉萎缩无力,膀胱既不能充满又不能排空,使老年人残余尿量可达100ml。

（四）心血管系统

心脏生理性老化表现在,心肌收缩力平均每年以1%的速度下降,造成心收缩期延长;心肌发生纤维样变化,使心肌硬化及心内膜硬化,导致心脏泵血效率下降,使每分钟有效循环血量减少;心脏冠状动脉硬化,使心肌本身血流量减少,耗氧量下降,可致心绞痛。

心脏传导系统退化,随年龄增长,心脏窦房结内起搏细胞数量减少,传导系统与心脏纤维支架间发生纤维化,导致心脏传导阻滞。

随年龄增长,血管壁生理性硬化渐趋明显,管壁沉积脂质弹性减退,脆性增加。使老年人的血管对血压调节作用下降,外周阻力增大,易患高血压。对组织器官则是脑出血、脑血栓等心脑血管疾病发病率明显增加。

（五）神经系统

随着年龄的增加,老年人的脑体积缩小,重量逐渐减轻6%～10%,脑细胞数量减少10%～25%,75岁以上减少达到40%左右,神经元中脂褐素含量增加而导致细胞的萎缩和死亡。脑血管动脉粥样硬化和血管壁萎缩性改变使脑血流阻力加大,血流量减少。老年人脑蛋白质含量减少25%～33%,脑脂质减少,细胞膜组成成分磷脂合成减少,而影响神经传导,50岁以后周围神经传导速度减慢15%～30%。氧及营养素的利用率下降,致脑功能逐渐衰退并出现某些神经系统症状,和记忆力减退、健忘、失眠,甚至产生情绪变化和某些神经症状。

（六）免疫系统

随着人体的老化,免疫器官及其免疫活性逐渐衰退,其原因主要是胸腺退化;免疫细胞数量减少包括淋巴细胞总数和 T 细胞数减少;单个免疫细胞的活性减退包括 T 细胞和 B 细胞的活性减退;免疫细胞亚群减少,其中任何一种改变都会使免疫系统功能降低,造成老年人易患感染性疾病,或使免疫系统完整性失调,而产生自身免疫性疾病。有研究显示,合理的膳食和营养可增强其免疫功能。

（七）感觉系统

视觉听觉功能性减退,"老花眼、耳朵背"已成为老年人固有特征之一。嗅觉和味觉的敏感性降低,而影响食欲。

三、心理变化

心理变化必然随着生理变化而变化,心理上认可自己是老年人也要有一个渐进过程,而往往晚于生理变化。据调查研究显示,自我认定老年人的年龄比他人认定老年人的年龄要晚,直到 70 岁约 70% 的老年人才感觉到自己老了。

老年人心理变化有其如下特点。

1. 各种感知能力下降　如视力下降、耳背耳聋、味觉差、嗅觉不灵、记忆力下降、思维迟钝等。

2. 退休后的失落感和自卑感　退休后收入的减少,和对自己存在价值和社会责任的改变难以适应。

3. 家庭关系的变化　老年夫妻相互依赖性和丧偶打击的心理适应,与孩子关系从养育到被赡养的变化以及第三代人的角色的认同的迟后。

4. 老年人具有的稳定性、顽固性、内向性、多疑多虑性和刻板性的人格特征。

四、老年性疾病

人进入老年后,由于人体组织器官进一步老化,各器官功能逐渐出现障碍,身体抵抗力减弱,活动能力和协同功能逐渐降低,便出现老年人特有的和易感的疾病。如老年性痴呆、老年性耳聋、脑动脉硬化及脑卒中;还有高血压病、冠心病、糖尿病、痛风、老年性变性骨关节炎、老年性慢性支气管炎、老年骨质疏松等老年性慢性疾病。对于老年性慢性疾病,可以通过合理平衡的营养膳食和适当的老年户外活动进行预防。

第二节　老年人营养需要

老年人机体整体退行性的变化,其基础代谢率降低、机体功能下降、体力活动减少,膳食热量供给量也应该逐渐减少,但必须给予满足机体营养需要的合理平衡膳食。一些老年人的不良饮食习惯和嗜好、牙齿脱落影响咀嚼等因素,而限制了食物的食用,导致营养不良;也有一些老年人进食量大,高热能食物多,营养过剩使之肥胖,这些都是加速衰老、缩短寿命的不利因素。那么应该通过合理平衡的营养膳食,改变不利老年人健康的因素,而延缓衰老、延长寿命。

一、能量

老年人总体能量摄入量与其年轻时期比应逐渐减少,一般 60～70 岁应比其年轻时期减少20%;70 岁以上老年人减少约30%。根据2007《中国居民膳食营养素参考摄入量》,60 岁以上老年人能量推荐摄入量在 1600～2000kcal。由于老年人的个体差异、体力活动不同、性别不同、特别是罹患慢性病的老年人,其能量消耗差异就比较大,因此老年人的能量摄入要根据个人的情况而定。

1. **体重变化观察法** 在正常的生活状态下,按机体需要进食,与其能量需要往往相适应,而体重也相对稳定。如果能观察并计算出不小于 15 天的能量摄入和体重变化,即可确定能量摄入是否为正常状态。当体重在观察日内保持不变,表示摄入能量与消耗能量相等的平衡状态;当体重在观察日内增加或减少,表示能量摄入大于或小于能量消耗的失衡状态。就需要每天减少或增加能量的摄入量,即观察日内增加或减少能量的日均数。一般认为每增加或降低 1kg 体重,储存或消耗 5975～7887kcal(平均为6931kcal)的能量。

 知识链接

> ### 体重与能量的计算
>
> 在某社区对某老年人饮食状况进行为期30天的观察,以确定对该老人进行膳食指导,观察前称量体重。观察发现老人喜食红烧肉,少食蔬菜水果,且不好动。观察期过后,对老人再称量体重后,体重增加0.5kg。
>
> 计算老人日均储存的能量为:
> $$0.5 \times 6931kcal/30d = 115.5kcal/d$$
> 即老人每天储存了 115.5kcal 能量,因此建议老人多做户外运动,减少进食红烧肉,多吃水果蔬菜。

2. **正常体重判断法** 老年人正常体重,是判断能量摄入的重要依据。能量摄入和能量消耗的平衡是保证正常体重的关键,如果能量摄入大于能量消耗,会引起肥胖,增加慢性疾病发病的危险;而能量摄入小于能量消耗则引起营养不良,也增加慢性疾病发病的危险。老年人正常体重可用下列计算公式确定:

男性老年人正常体重(kg) = 身高(cm) - 100
女性老年人正常体重(kg) = 身高(cm) - 105

如果测量体重在正常体重 ±10% 以内为正常, ±10% ～ ±20% 为超重或低体重, ±20% 以上为肥胖或消瘦。

3. **体质指数(BMI)判断法** 按照个人身高和体重计算出体质指数。是衡量能量营养状况的常用指标。

$$体质指数 = 体重(kg)/[身高(m)]^2$$

WHO 建议 BMI < 18.5 为营养不良;18.5～24.9 为正常;≥25 为超重;≥30 为肥胖。

中国标准 BMI < 18.5 为低体重;18.5～23.9 为正常;24～27.9 超重;≥28 为肥胖。此标准为 18～45 岁青壮年,对于 60 岁以上老年人,应适当小于此标准值。

二、蛋白质

老年人机体蛋白质总量下降,一般为青年期的60%~70%,可能与骨骼肌减少有关。但不能因此认为老年人蛋白质需要量减少,反而更应注重增加老年人蛋白质的供给量,特别是优质蛋白质的供给,因为老年人对某些氨基酸的需要量随年龄增长而增加。老年人机体以分解代谢为主,胃液及胃蛋白酶分泌减少、胃液酸度下降、对蛋白质的消化吸收功能减弱,热能摄入低、饮食氮存留也下降。按膳食总供能量,蛋白质供能量应占12%~15%为宜。按每日1~1.2g/kg体重标准,老年人每日蛋白质推荐量为65~75g,其中优质蛋白质约占67%,如奶类、鱼类、瘦肉、鸡肉、豆制品等。

三、脂类

老年人胆汁浓稠、胆汁减少,胰液中的胰酶减少、活性降低,故消化脂肪的能力下降,脂肪组织分解速度下降。膳食中的脂肪可促进脂溶性维生素的吸收,但过多的脂肪摄入又与心脑血管疾病和一些肿瘤高发有关,特别是动物性脂肪富含饱和脂肪酸,而增加血中胆固醇含量,引起动脉粥样硬化。动物性食物中脂肪和胆固醇的含量较高,老年人要注意适量摄入,对于高胆固醇食物,如动物脑、肝、肾、鱼子、蛋黄等少食,而瘦肉和大多数鱼等中胆固醇含量食物可适量食用。植物性脂肪富含 $\omega-6$ 不饱和脂肪酸有助于降低血清胆固醇含量,但过多食用则诱发肿瘤;鱼油含 $\omega-3$ 不饱和脂肪酸如EPA和DHA,有一定的抗肿瘤作用,和降低高脂血症、抗血小板凝集,防止血栓形成,而预防动脉粥样硬化。老年人脂肪摄入量占总能量的20%~30%为宜,按进食量计算为55~69g,膳食胆固醇每日控制在300mg以内。如患有高胆固醇血症及冠心病患者,其每日胆固醇摄入量要小于200mg。

四、碳水化合物

碳水化合物是人类能量的最主要来源。由于老年人基础代谢率降低,体力活动减少,其消耗能量也相应减少;老年人的胰岛素受体敏感性降低,糖耐量下降,对血糖调节能力较弱,易患2型糖尿病。因此在进食碳水化合物时,每餐应均匀分配,都有一定量的蛋白质和脂肪等配餐。老年人每日碳水化合物摄入量占总供能量的50%~60%,按进食量计算为210~285g。同时老年人要增加膳食纤维和果胶等的进食,这些不被吸收的碳水化合物能刺激肠道蠕动。老年人体力活动减少,肠壁肌张力降低,易发生便秘,膳食中缺少膳食纤维等会加重老年人便秘的症状,而进食膳食纤维则可预防便秘的发生。另外,膳食纤维还有预防糖尿病、胆石症、结肠癌、乳腺癌以及高脂血症等。

五、无机盐

人体内可检出的无机盐元素达70种以上,由于在人体内含量不同分为常量元素和微量元素。钙作为常量元素是人体内含量最多的一种,也是易缺乏的一种。而铁、锌、硒、碘、铬、锰等微量元素,有助于改善老年人的功能状态、延缓衰老等作用。

1. 钙 老年人肠道钙的吸收率比青年期下降了约1/3,对钙的利用和储存能力也降低,而易出现负钙平衡,致使老年人腰腿疼痛、骨质疏松等病症。我国推荐老年人每日适宜摄入量为1000mg。为了提高钙的吸收,可进食有较高吸收率的奶类制品和适当体力活动,因为体力活动对骨骼强度需要增加,而机体骨骼对钙的需求量增加,间接促进钙在肠道的吸收。

2. 铁　老年人造血功能衰退,对铁的吸收能力下降;胃肠功能衰退也影响铁的吸收,故老年人缺铁性贫血较为多见。老年人应增加吸收率高,而富含血红铁素的动物性食品,如瘦肉、鱼类等。食物中的有些成分可有利于铁的吸收,如维生素 C,胱氨酸、半胱氨酸、赖氨酸、组氨酸等,葡萄糖、果糖、柠檬酸、山梨酸等能与铁螯合成小分子可溶性单体,阻止铁的沉淀有利于铁的吸收。食物中还有一些成分可影响铁的吸收,如茶叶中的鞣酸可与铁形成难溶性复合物,而影响铁的吸收。植物纤维和咖啡也可抑制铁的吸收。故老年人进食应注意选择能增加铁吸收的食物。我国推荐老年人每日适宜摄入量为 15mg。

3. 锌、硒、碘、铬、锰　锌是体内多种酶的组成成分,能影响味觉和消化功能,影响胰岛素生成进而影响人的食欲,锌还能影响人体免疫功能,我国推荐老年人每日摄入量为 $11.5\mu g$;硒具有抗氧化的作用,具有很强的抗肿瘤作用,保护心血管和心肌的健康,保护视器官的功能和视力,我国推荐老年人每日摄入量为 $50\mu g$;碘通过合成甲状腺素发挥作用,促进蛋白质的合成和分解,促进糖和脂肪代谢,促进维生素的吸收利用,调节水、盐代谢等多种功能,我国推荐老年人每日摄入量为 $150\mu g$;铬参与糖和脂类代谢,具有维持糖耐量在正常水平的功能,还可提高人体免疫功能,我国推荐老年人每日适宜摄入量为 $50mg$;锰是能量、蛋白质和核酸代谢中某些重要酶的组成成分和激活剂,并与机体多种功能有密切关系,还有延缓衰老和有助于癌症和糖尿病防治,我国推荐老年人每日适宜摄入量为 3.5mg。

六、维生素

维生素是维持人体正常生理功能和细胞内特异代谢反应所必需的一类化合物,不提供能量,但是维持机体基本功能必不可少的。由于大多数维生素人体不能合成,也不能在组织中大量贮存,老年人的机体代谢能力下降、免疫功能也低、胃肠功能减弱膳食量减少。因此需足量维生素的摄入,这对老年人而言延缓衰老进程、防止老年痴呆、提高免疫力具有重要的意义。

1. 维生素 A　维生素 A 具有维持正常视力、维持上皮组织健康、调节机体免疫、抑制肿瘤等功能,还对听觉、味觉和食欲有一定的影响。维生素 A 存在于动物性食物中,而黄绿色蔬菜等植物性食物中含有维生素 A 原,即 β-胡萝卜素。β-胡萝卜素可以在体内转化生成维生素 A。老年人膳食中维生素 A 除由动物性食物供给外,由于我国膳食结构特点维生素 A,还是主要靠黄绿色蔬菜提供 β-胡萝卜素,满足对维生素 A 的需求,我国老年人每日推荐摄入量为:$700\sim800\mu gRE$。维生素 A 最好的来源是动物的肝、鱼肝油、乳制品、禽蛋等;维生素 A 原主要是黄绿色蔬菜如胡萝卜、南瓜、辣椒、红薯、菠菜、西兰花和芒果、柑橘等。

2. 维生素 D　维生素 D 主要是在体内参与钙代谢的调节,促进钙的吸收及骨质钙化,维持血钙正常水平。维生素 D 可通过摄入动物性食物获得和由皮肤内维生素 D 原形成。老年人户外活动减少,缺少阳光紫外线的照射,由皮肤内维生素 D 原合成维生素 D 的量就减少;另外肝肾功能衰退使转化为维生素 D 的活性物质减少,造成维生素 D 缺乏。维生素 D 的缺乏又影响钙、磷吸收及骨骼矿质化,导致缺钙,出现腰腿疼及骨质疏松。因此老年人除摄食获得维生素 D 外,更要注意增加户外活动,我国老年人每日推荐摄入量为 $10\mu g$。维生素 D 的主要来源是动物性食品,如鱼肝油、鱼卵、肝、蛋黄、乳酪等。

3. 维生素 E　维生素 E 是一种抗氧化剂,具有很强的抗脂质过氧化作用。与心血管疾病、肿瘤及衰老有密切关系。维生素 E 在植物油、麦胚、坚果、豆类和谷类中含量丰富;而在动物性食物和蔬菜水果中含量很少。因此老年人的膳食应注意选择搭配,我国老年人每日推荐适宜摄入量为14mgα-TE。维生素E主要来源是植物性食物如植物油、麦胚、坚果、豆和谷类。

4. 维生素C　维生素C是水溶性抗氧化剂,可通过清除自由基而阻止低密度脂蛋白的氧化,减少动脉粥样硬化的形成,而保护心血管以及促进免疫球蛋白的合成,增强机体免疫力;阻止致癌物亚硝胺的合成,预防消化道肿瘤;还可促进铁的吸收转运贮备;还具有解毒作用。因此老年人膳食中应注意选择富含维生素C的新鲜蔬菜和水果,特别是深绿色、红黄色蔬菜和柑橘类水果,我国老年人每日推荐摄入量为100mg。

5. B族维生素　B族维生素共计9种,这类维生素以辅酶的形式参与体内多种合成和分解代谢过程,与能量的释放和血细胞形成等也密切相关。维生素B_1参与能量和三大营养素的代谢,维持正常食欲、胃肠蠕动、消化液分泌和心脏功能以及对神经组织的作用,如维生素B_1缺乏可表现为以多发末梢神经炎为主的脚气病,我国老年人每日推荐摄入量为1.3mg,维生素B_1最好的来源是未精制的谷类食物,瘦肉、动物内脏、豆类、种子和坚果也是良好的来源。维生素B_2主要功能是促进生长和组织修复,以黄素蛋白的形式参与细胞生物氧化过程,促进碳水化合物的中间代谢。膳食中长期缺乏则引起以口唇炎症、皮脂溢出性皮炎为主的症状,我国老年人每日推荐摄入量为1.4mg,维生素B_2广泛存在于动植物食物中。烟酸在三大营养素代谢过程中发挥重要作用,作为葡萄糖耐量因子的组分促进胰岛素反应,具有降低胆固醇和甘油三酯的作用,我国老年人每日推荐摄入量为13～14μgDEN,广泛存在于动植物食物中。叶酸和维生素B_{12}与巨幼红细胞贫血的发生有关,叶酸与心血管疾病、肿瘤和老年性痴呆的发生密切相关,我国老年人每日推荐摄入量为400μgDFE,广泛存在于动植物食物中。如果B族维生素缺乏会引起广泛的临床病症,甚至危及生命。

总之,维生素在生命过程中发挥着重要的作用。由于老年人身体功能的衰退,饮食量的减少,可能会出现因维生素缺乏引起的疾病。因此,老年人要特别注意对富含维生素食物的摄入。

七、水

老年人机体组成成分发生改变,表现为肌肉减少、脂肪增多、体液容量减少,从而呈现老年人总体水量减少。老年男性总体水量约占体重的52%,老年女性约占42%。老年人口渴中枢反应迟钝,使之无口渴感,故老年人饮水量较少,造成脱水,进而引发多种疾病。因此建议老年人每日饮水800ml即可,过多会增加心肾的负担。

 知识链接

老年人机体需水量

水是机体中含量最多的组成成分,生命活动的重要物质。机体失水占体重的2%就会口渴和少尿,6%就会全身乏力、抑郁、无尿,10%导致严重代谢紊乱,烦躁不安、眼球内陷、体温升高、脉搏加快和血压下降,如达20%则导致死亡。老年人每日每公斤体重总需水量30ml,除去膳食含的水,机体代谢水,老年人每日饮水800ml即可达到机体水平衡。

第三节 老年人的膳食

由于老年人机体功能逐渐衰退的特点,老年人个人的膳食结构、心理、经济状况的不同以及原来的营养状况不尽相同,因此,对老年人的膳食需要就要有一个较全面的评价,以确定既能满足营养需要又能照顾老年人原有饮食习惯的膳食构成。

一、老年人营养需要评价

老年人的营养需要评价包括:主观评价和客观评价。

1. 主观评价 主要包括:膳食习惯、膳食结构、进食能力;社会心理;经济状况三个方面的内容。膳食习惯如食物咀嚼、吞咽、味觉、嗅觉、口味等;膳食结构如动植物膳食、蔬菜水果等进食的多少;膳食能力如能否自行摄食、对食物的耐受、胃肠功能对进食的影响、体力活动娱乐等行为能力的影响。社会心理包括营养观念、文化信仰、家庭儿女制约等。经济状况如个人收入、儿女给予支持等。

2. 客观评价 主要包括体格检查和实验室数据。体格检查如:体重、身高、皮褶厚度,还包括胸围、头围、小腿围、背高、坐高等。实验室数据如白蛋白、维生素 A 结合蛋白、甘油三酯、胆固醇、葡萄糖、红细胞、总胆红素、血钙、血磷等。

通过主客观的评价全面把握老年人的健康状况,以确定老年人的营养膳食需要。也可以用客观评价中的体重测量和体质指数(BMI)的计算,来确定老年人的营养需要进行配餐。

二、老年人的合理膳食

2007 年版《中国居民膳食指南》,是根据我国居民膳食消费和营养状况的实际情况,指导广大居民实践平衡膳食,帮助我国居民合理选择食物,获得合理营养,并进行适量的身体活动,改善人们的营养和健康状况,减少或预防慢性疾病的发生,提高国民的健康素质的科学文件。《中国居民膳食指南》中对一般人群提出 10 条膳食要求,而根据老年人群的咀嚼消化能力、机体功能特点和营养需要特点,在一般人群的 10 条要求基础上,又补充了 4 条,更加细化了老年人的膳食需求。老年人的膳食要求有如下:

1. 食物多样,谷类为主,粗细搭配。
2. 多吃蔬菜水果和薯类。
3. 每天吃奶类、大豆或其制品。
4. 常吃适量的鱼、禽、蛋和瘦肉。
5. 减少烹调油用量,吃清淡少盐膳食。
6. 食不过量,天天运动,保持健康体重。
7. 三餐分配要合理,零食要适当。
8. 每天足量饮水,合理选择饮料。
9. 如饮酒应限量。
10. 吃新鲜卫生的食物。
11. 食物要粗细搭配、松软、易于消化吸收。
12. 合理安排饮食,提高生活质量。
13. 重视预防营养不良和贫血。

14. 多参加户外活动,维持健康体重。

三、老年人营养应注意的问题

由于老年人的机体各种功能的衰退,在进食配餐中不仅要注重碳水化合物、脂肪、蛋白质三大供能营养素所占的比重,更要注意维生素和矿物质元素的摄入,以及一些老年性慢性疾病对膳食的影响。

1. 矿物质元素及时合理的补充　钠在体内的量基本不受年龄的影响,老年人味觉迟钝,钠的摄入量应控制在 5g 以内。由于老年人细胞数量减少,保钾能力减弱,如果进食的食物缺钾,则会引起如肌肉无力、心律不齐、肠蠕动缓慢、情感变化等症状。锌与硒都可与蛋白质结合,发挥着重要的生理功能,如增强免疫功能、抗氧化、抗衰老、抗癌等。还有其他矿物质元素也在人体内具有重要生理功能。这类物质广泛存在于动植物食物中,配餐时可参考相关食物成分的书籍。

2. 合理膳食与老年慢性疾病　我国现阶段膳食结构发生了很大变化,高脂肪、高胆固醇等高能量食物以及高盐食物过量的摄入,老年人近一半患慢性病。改变不良的膳食结构、不良的饮食习惯和生活方式,按照 2007 年《中国居民膳食指南》推荐的膳食结构进食,提高老年人的生存质量。

3. 建立融洽的家庭进餐环境　良好的家庭进餐环境,不仅可增加老年人对食物的享受和愉快的摄食进程,还会促进老年人消化液的分泌,增进食欲,消除孤独感。

4. 适当的户外运动　适当的户外运动可以延缓老年人在体力、智力和各器官功能的衰退,还能促进食欲、防止便秘,有利于维生素 D 的合成预防和延缓骨质疏松的发生。但老年人冬天运动要注意保暖,防止感冒;夏天要注意防中暑。

本章小结

　　机体的衰老是不可逆转的,老年人生理和心理的衰老是一个逐渐的过程。为了延缓这个过程,根据老年人的生理心理特点和膳食习惯,组合适合老年人的膳食结构,既要符合老年人机体功能特点,又要达到膳食营养要素的要求。老年人的适当户外活动,也是延缓衰老的有效措施。

(宋怀玉)

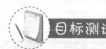

目标测试

选择题

A1 型题

1. 老年人物质代谢具有的特点是
   A. 进行性 　　　　　　B. 同化性 　　　　　　C. 退行性
   D. 合成性 　　　　　　E. 衰老性
2. 老年人骨骼变脆,脊柱弯曲,驼背、身高下降因为哪种微量元素的含量减少
   A. 钠 　　　　　　　　B. 钾 　　　　　　　　C. 铁

D. 钙　　　　　　　　　　E. 锌

3. 由于老年人味蕾逐渐减少,使味觉敏感性降低最明显的是

　　A. 咸　　　　　　　B. 苦　　　　　　　C. 甜

　　D. 辣　　　　　　　E. 酸

4. 老年人胃肠平滑肌肌层萎缩,使胃肠蠕动缓慢无力,因此常常有不同程度的便秘,可以在膳食中增加哪种食物预防

　　A. 蛋白质　　　　　B. 膳食纤维　　　　C. 脂肪

　　D. 矿物质　　　　　E. 水

5. 老年人蛋白质的消化吸收功能减弱,饮食氮存留也下降,但蛋白质的膳食量不能减少,而优质蛋白质应占总蛋白质的

　　A. 50%　　　　　　B. 55%　　　　　　C. 60%

　　D. 65%　　　　　　E. 67%

6. 具有抗氧化作用的矿物质是

　　A. 锌　　　　　　　B. 硒　　　　　　　C. 碘

　　D. 铁　　　　　　　E. 钙

7. 在体内参与钙代谢的调节,促进钙的吸收及骨质钙化,防止骨质疏松的维生素是

　　A. 维生素 A　　　　B. 维生素 C　　　　C. 维生素 K

　　D. 维生素 D　　　　E. 维生素 E

8. 根据《中国居民膳食营养素参考摄入量》,60 岁以上老年人推荐能量摄入量在

　　A. 1600 ~ 2000kcal　　　B. 1500 ~ 2000kcal　　　C. 1700 ~ 2500kcal

　　D. 2000 ~ 2500kcal　　　E. 1700 ~ 2500kcal

9. 维生素 C 可通过清除自由基,减少动脉粥样硬化的形成,而保护心血管以及促进免疫球蛋白的合成,增强机体免疫力;阻止致癌物亚硝胺的合成,预防消化道肿瘤,维生素 C 可从哪种食物中获得

　　A. 肉类食品　　　　B. 牛奶鸡蛋　　　　C. 水果蔬菜

　　D. 豆制品　　　　　E. 咸菜

10. 黄绿色蔬菜提供 β-胡萝卜是

　　A. 维生素 A　　　　B. 维生素 C　　　　C. 维生素 D

　　D. 维生素 E　　　　E. 维生素 K

第八章　特定环境人群营养

1. 掌握：高温环境人员、低温环境人员、高原环境人员的膳食原则。
2. 熟悉：铅、苯、汞、粉尘、农药、噪声、放射性工作人员的营养需要。
3. 了解：高温环境、低温环境、高原环境、噪声对人体代谢的影响；营养素对辐射损伤的防护作用。

第一节　高温环境人群营养

 案例

　　某中专学校进行入学新生军训。天气非常炎热，一些学生出现口渴、头晕、恶心等症状，严重的还发生了晕厥现象。

　　请问：1. 学生为什么会出现这些症状？

　　　　　2. 学生出现这种情况应如何处理？

　　高温环境通常是指32℃以上工作环境或35℃以上生活环境。在高温条件下，体温与环境温度的温差缩小，必须通过生理适应性改变来维持体温相对恒定，而不可能像常温下通过简单体表辐射散热。高温刺激体温调节中枢，通过神经和体液共同调节引起大量出汗散发机体代谢所产生能量，以维持体温相对恒定。这种适应性改变必然导致机体对营养有特殊的要求。

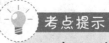 考点提示

高温环境的定义

　　在生产和生活中常会遇到高温环境。工业高温环境的热源主要为各种燃料的燃烧（如煤炭、石油、天然气、煤气等），机械的转动摩擦（如机床、电锯、砂轮、电动机等）使机械能变成热能等。冶炼工业的炼焦、炼铁、炼钢；机械工业的铸造、锻造，机械加工车间，如陶瓷、玻璃、砖瓦等；以及各种工厂、轮船的锅炉间等都存在高温作业问题。在印染、纺织、缫丝、造纸的蒸煮作业场所，不仅气温高而且湿度大。农业、建筑、运输业等在夏季也都存在高温作业问题。

　　在高温环境下，人体出现一系列的生理功能变化，例如体温调节、水盐代谢、消化和循环等系统的改变。由于生理功能的变化，必将引起体内许多物质代谢的改变，特别是大量排

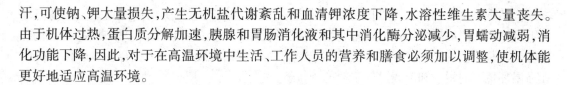

汗,可使钠、钾大量损失,产生无机盐代谢紊乱和血清钾浓度下降,水溶性维生素大量丧失。由于机体过热,蛋白质分解加速,胰腺和胃肠消化液和其中消化酶分泌减少,胃蠕动减弱,消化功能下降,因此,对于在高温环境中生活、工作人员的营养和膳食必须加以调整,使机体能更好地适应高温环境。

一、高温环境对人体代谢的影响

(一)能量代谢

在高温环境下生产和生活,能量消耗会增加。在30~40℃的热环境中,从事各种强度体力劳动时,能量的需要量增加10%为宜。处于高温环境的人们,体内产生的热量不易散发出体外,造成机体体温升高。研究表明,体温升高将导致机体的能量代谢增加。高温引起机体基础代谢增加,同时机体在对高温进行应激适应过程中会大量出汗、心率加快等进行体温调节,可引起机体能量消耗增加。

劳动强度也影响能量的消耗,劳动强度越大,消耗的能量越多,对膳食热能的需求越高。当机体对热环境产生热适应后,劳动量将会增大,能量的消耗也会增多。热能摄入量如果不能满足时,就易引起疲劳乏力。因此,在热环境中进行生产劳动,应增加能量的摄入。但考虑到高温条件下食欲和消化功能有所减弱,增加较多的食物以提高能量摄入有一定困难,故认为热适应后逐步增加能量的摄入,以满足机体在热环境中能量的需要。

(二)蛋白质代谢

在高温环境下,蛋白质分解代谢会加强。高温环境下会造成体温升高,进而引起出汗排热,导致失水。体温增高和失水是两个相互促进的因素,在体温较高和失水的情况下,机体组织细胞蛋白质分解代谢加速,尿氮的排出增多。但是,如果补水补盐及时适当,水盐代谢和体温保持良好,这部分的损失就不多。高温环境下会引起氮从汗液中大量丢失,从而导致对蛋白质的需要量增加。氨基酸、肌酸酐、肌酐、尿素、尿酸等含氮物质可从汗液中排出,每升汗液中含氮量为200~700mg。高温环境下,汗液中丙氨酸、精氨酸等十多种氨基酸的含量显著升高。此外,由于高温环境下消化吸收功能的减弱,粪氮的排出也增高。机体总氮排出的增多,表明机体对氮即蛋白质的需要量增多,因此需要提高蛋白质的摄入量。但由于蛋白质的食物特殊动力作用较强,可达膳食总热量的30%,如果摄入较多含蛋白质的食物,就使机体因食物特殊动力作用产生较多的热,使机体对水分需要增多,加重机体在热环境下散热的负担。同时,因蛋白质的代谢产物氮主要从尿液排出,在高热环境中过多摄入蛋白质,将加重肾脏的负担。因此,应注重改善摄入蛋白质的质量,增加优质蛋白质的摄入比例,以期提高吸收利用率。随着机体在高温环境的时间延长,机体逐步产生热适应,尿氮、粪氮和汗氮的损失可逐步减少。但是,由于在高温环境下大量出汗是必不可少的生理现象,汗氮的丢失也是不可避免的,因此,在高温环境时适当增加蛋白质的摄入量,增加优质蛋白质的比例,是无可争议的。只是随着热适应的形成和巩固,可逐步减少蛋白质的摄入量,以减轻机体代谢的负担。

在高温环境下,大部分蛋白质的合成代谢受到抑制,但某些特殊的基因被激活,合成了一些新的特殊蛋白质,同时有些原有的蛋白质的合成增加。人体受热后,一种特殊的热应激蛋白的合成增加,这种蛋白可能与机体对热暴露的适应和耐受有关。

(三)碳水化合物代谢

在高温环境下,供能物质中碳水化合物的氧化代谢明显增加,碳水化合物的需要量相应增加。高碳水化合物膳食可以提高肌糖原含量,使在高温环境下劳动能力增强。在高温环境下肌糖原的消耗增多,劳动后高糖食物有利于肌糖原的合成和恢复。一般来说,碳水化合物能量占总能量的比例在60%左右比较合适。有研究结果表明,碳水化合物对于保持机体在高温环境下的耐力和健康是较重要的。

(四) 脂肪代谢

关于高温环境对人体脂肪的代谢影响研究较少。由于高温条件下机体总的能量消耗增多,脂肪的氧化代谢也会有所增加。在高温条件下机体食欲降低,高脂肪食物不易消化,大量摄入可引起厌食。应注意提高含碳水化合物多的食物摄入比例,降低高脂肪食物的比例,还应减少烹调油用量。

(五) 水和矿物质代谢

在高温条件下对水和矿物质的代谢影响非常明显。在高温环境下,机体为散发能量会大量出汗。因气温及劳动强度不同出汗多少存在较大差异。通常为1500ml/h,最高可达4000ml/h以上。汗液中水分占99%以上,还含有钠、钾、钙、镁、锌、铜、铁等无机盐,占汗液的0.3%,以及其他物质。大量出汗,可造成机体水分和无机盐不同程度的丢失,丢失的无机盐中,氯化钠为主要成分。出汗多时,每天随汗液丢失的氯化钠可达25g。在高温环境下大量出汗导致无机盐损失的问题不可忽视。大量出汗,引起水分大量丢失,血容量减少,血液浓缩,体温调节能力下降,体温升高,心率加快,尿量减少,代谢废物堆积,导致疲乏无力,劳动能力下降,热适应能力也明显下降。

汗液是一种低渗液,如果不及时补液,造成体内水分丢失多于电解质,到一定程度机体可出现以失水为主的水盐代谢紊乱。大量出汗可引起钠离子大量丢失,如果此时只是大量补水而不补钠盐,可造成血液等细胞外液渗透压下降,细胞水肿,细胞膜电位改变,引起神经肌肉细胞兴奋性增高,出现肌肉痉挛。钠是细胞外液的主要阳离子,出汗引起大量钠离子丢失,使阳离子总量减少,机体相应减少碳酸氢根阴离子的含量,导致血浆碳酸盐缓冲对比例失衡,血液pH下降,可引起酸中毒。

高温条件下导致大量出汗,除了注意钠盐的补充外,还应注意钾盐的补充。钾不但可从汗液中大量丢失,还因肾脏对保钾的功能不如保钠那样完善,不管机体钾的状况如何,总有一定量的钾从肾脏丢失。因此,汗液钾和尿钾两部分相加,可使钾的丢失总量超过摄入量而引起钾负平衡。钾不足可导致水在细胞内外液的分布发生紊乱,也可引起酸碱平衡的紊乱。低血钾还可引起心脏收缩和心律不齐。由于在高温环境中对钾的消耗量增多,因此要适当增加钾的供给量。

当水分、钠和钾损失严重时,易发生各种热病。应注意氯化钠的适量补充,以及钾的补充。补液时应注意避免只补水不补盐,同时,补充的液体应该是类似于汗液的低渗溶液。补充时要坚持少量多次的原则。劳动过程上逐步适量补充。此外,汗液中也有钙、镁、锌、铜、铁、锰、硒等元素不同程度的丢失。补液中可适量含有这些元素,或者补充这些矿物质的混合制剂。

(六) 维生素代谢

高温环境下汗液和尿液排出水溶性维生素较多。汗液中几乎含有全部水溶性维生素,其中维生素C流失最多,其他B族维生素如维生素B_1、维生素B_2、烟酸等也有相应的丢失。汗液中维生素C含量可达10mg/L。维生素B_1含量可达0.14mg/L。若以每天排汗5L计算,汗液中维生素C和维生素B_1的损失量可达50mg和0.7mg。

高温引起能量代谢增加,使与能量代谢有关的维生素如维生素 B_1、维生素 B_2 和烟酸消耗增加。高温条件下体内正常氧化还原过程发生改变,维生素 C 消耗增加。因此,在高温环境中需要增大维生素 B_1、维生素 B_2、烟酸、维生素 C 的摄入量。

有研究显示,高温条件下维生素 A 的消耗有所增加。对接触钢水的人员,应适当增加维生素 A 的供给量,可增加到 $1500\mu gRE/d$。

二、高温环境人员的营养需要

(一)水和无机盐

水分的补充以能补偿出汗的失水量、保持体内水的平衡为原则,过多饮水会增加心、肾的负担。补充水分要少量多次,以防影响食欲。补充饮料或水的温度以 10℃ 左右为宜。高温作业者以口渴感饮水为主要依据,再参照其劳动强度及具体生活环境建议补水量范围。在中等劳动强度、中等气温条件下,每天补水量 3000～5000ml。当强劳动及气温或辐射热特别高时,每天补水量可达 5000ml 以上。

食盐需适当补充。含盐饮料的氯化钠浓度以 0.1% 为宜。每天出汗小于 3000ml 者,补盐量需 15g 左右。每天出汗超过 5000ml 者,补盐量需 20～25g。钾的补充可通过食用富含钾的新鲜蔬菜水果和豆类,注意补充富含钙、铁的食品。另外可通过补充一种含钠、钾、钙、镁、氯等多种盐的混合盐片来解决。

(二)维生素

高温条件下维生素 C 的损失较多,一般认为每日膳食供给量应为 150～200mg。维生素 B_1 每日膳食供给量为 2.5～3mg,维生素 B_2 为 2.5～3.5mg。维生素 A 有抑制体温上升的作用,所以对高温环境中的人要增加维生素 A 的供给。接触钢水的人员,维生素 A 的供给量可增加到 $1500\mu gRE/d$。

(三)蛋白质和热量

由于高温条件下蛋白质分解代谢加强,人体从汗液中排出大量的氮,从而出现负氮平衡,蛋白质摄入量要适量增加,过多会增加肾脏负担。一般每日摄入量占总热能的 12%～15%,优质蛋白应占 50%。能量供给以中国营养学会 DRI 的供给量为基础,当环境温度 30℃ 以上时,每升高 1℃,应增加能量供给 0.5%。

三、高温环境人员的膳食原则

(一)平衡膳食,全面补充营养

高温环境下机体的能量和营养素的需要会增加。这种需要的满足必须通过平衡膳食来实现。这种平衡不仅体现在需要量和供给量的平衡,还应注意各种营养素之间的平衡,食物选择的多样性及所占比重。通过合理搭配谷类、蔬菜水果、豆类、肉类、蛋类、奶类等,全面补充营养,满足高温条件下的营养需要。

> **考点提示**
> 高温环境人员的膳食原则

(二)精心烹调,促进食欲

在高温条件下,高温刺激摄食中枢产生抵制作用。各种消化液分泌减少,胃液酸度降低,食欲下降。促进高温环境人员食欲非常重要。因此,饮食要注重色香味,品种经常调换,适当增加凉拌菜,多用酸味或辛辣调味品。水果中的有机酸可刺激食欲。食用新鲜蔬菜、水果、豆类及时补充矿物质,对改善食欲,促进食物在胃内消化有帮助作用。

（三）供给充足维生素

供给维生素 B_1、维生素 B_2、维生素 C 和含维生素 A 丰富的食物。多食用新鲜的蔬菜和水果,适当增加动物性食物。

（四）补充水分和矿物质

以汤作为补充水及矿物质的重要措施。菜汤、肉汤、鱼汤均可选择。应注意食物的多样化,在餐前饮少量汤还可增加食欲。含盐饮料的补充对于大量出汗者也是非常必要的,一般在两餐进餐间补充。补充含盐饮料时氯化钠浓度以 0.1% 为宜。补充量主要取决于汗液排出量。

在高温环境中长时间缺钾,最容易中暑,所以应及时补钾。可以多吃富含钾的食物,如黄豆、黑豆、绿豆、小豆等豆类,其次是甜瓜、黄瓜、倭瓜、土豆等。食物中所含钾易溶于水,在烹调或加工中要防止损失。锌在汗液中排出量相当多,如不及时补充,会使食欲减退,这样将影响许多营养素的摄入量,必然要导致耐暑力严重下降。高温环境中,每升汗液排出锌约 1mg,以每天排汗 5L 升计算,则每日损失锌 5mg 左右。因此,成年人在高温环境中工作,锌的供给量应提高到 20mg。一般膳食很难达到此量,最好用 5% 硫酸锌水溶液补充(此溶液 10ml 含锌元素 11mg)。

第二节 低温环境人群营养

案例

南极是地球上至今未被开发、未被污染的洁净大陆,那里蕴藏着无数的科学之谜。已有 40 多个国家在南极建立了 100 多个科学考察站,各国科学工作者对南极开展了多学科考察研究。

请问:1. 在这种环境下工作生活,人体能量消耗有无变化?
　　　2. 对于南极科考人员在膳食上应注意哪些问题?

低温环境通常是指环境温度 10℃以下。寒带地区、海拔较高地区、冷库作业等属常见的低温环境。在低温环境下,机体生理及代谢的改变导致对营养有特殊要求。由于寒冷刺激,甲状腺功能增强,甲状腺素分泌增加,体内物质氧化释放的能量不能以 ATP 形式存在,而以热能形式由体内向外散发来维持体温。在低温环境下,组织内三羧酸循环和涉及呼吸链的酶类活性都增强,以满足氧化产能的需求。低温环境人体能量需要较常温同等劳动强度者要高。

一、低温环境对人体代谢的影响

考点提示

低温环境的定义

（一）能量代谢

低温环境下人体能量消耗会增多,其主要原因是:低温下甲状腺素分泌增加,使体内物质氧化所释放的能量更多地以热的形式向体外发散,以维持体温的恒定,低温环境下人体基础代谢率平均增加 10% ~ 15%,造成机体能量消耗增加;低温环境下人体会出现肌肉寒战和其他不随意运动,从而使能量消耗增加;低温环境下人们为防寒所穿着的笨重的服装会造成活动耗能增加。

（二）蛋白质代谢

低温环境下蛋白质代谢会增强。研究发现，某些氨基酸能提高机体的耐寒能力，如蛋氨酸经过甲基转移作用后可以提供寒冷适应所需的甲基，酪氨酸也能提高寒冷环境下的作业能力。

（三）碳水化合物代谢

碳水化合物能增强人体的耐寒能力，因此寒冷环境下机体对碳水化合物的利用增加。研究发现，虽然低温环境下碳水化合物、脂肪和蛋白质的代谢都增加，但碳水化合物被优先利用。低温环境下，血清中与碳水化合物代谢有关的主要酶活性减低，而动员脂肪作用的酶活力上升。血清蛋白组分分析中也发现有低蛋白血症，肾上腺皮质激素和糖原生成加速。这些都说明，低温条件下机体从以碳水化合物为主供给能量转向以蛋白质脂肪为主供给能量。

（四）脂肪的代谢

低温环境下，动员脂肪作用的酶活力上升，因此机体对脂肪的利用增加。较高脂肪供给可增加人体对低温的耐受。脂肪体内氧化具有更高的产热效能。脂肪对机体有保护作用，同时也有良好的保温作用。

（五）水和矿物质代谢

低温环境下，多尿表现尤为明显，机体对水、电解质的代谢会发生特殊的改变。据报道，研究人员到北极工作的前3~4个月会出现多尿，一昼夜排尿可达3.5L，由此引起相对的轻度脱水和失盐，同时血液容积减少，血中锌、镁、钙、钠含量下降。因此，低温环境下的人群中应该适量增加食盐摄入量，否则钠的不足将使基础代谢水平下降，影响抗寒能力。同时，应增加其他矿物质的补充。

（六）维生素代谢

由于低温环境下能量消耗增加及尿液排出增多，与能量代谢有关的维生素 B_1、维生素 B_2 及烟酸需要有所增加。寒冷刺激后肾上腺肥大，维生素 C 含量也降低。维生素 C 对暴露于寒冷环境下的机体有保护作用。

维生素 A 也有利于增强机体对寒冷耐受，氧化磷酸化过程也需要充足的维生素 A。有研究给每克体重的金鱼维生素 A 软脂酸酯0.4mg，发现可以提高金鱼的耐寒能力，并认为这是由于给维生素 A 软脂酸酯的金鱼在其肝中生成了一种抗冻蛋白所致。寒冷地区生活，户外活动减少，日照短而使体内维生素 D 合成不足。

二、低温环境人员的营养需要

（一）能量需要量

低温环境下人体的能量需要较常温环境下有所增高。一般情况下基础代谢提高10% ~ 15%，一日总能量可在此基础上考虑劳动强度、对气候的习服程度等因素适当调节。

（二）宏量营养素供给比例

在确定能量供应总量的前提下，还应当制订膳食中合适的产能营养素的供能比例。低温条件下与常温下明显不同的是碳水化合物供应宜适当降低，蛋白质供应正常或略高，脂肪供给应当提高。

对于未适应低温环境下劳动者则应保持碳水化合物比例适当，控制脂肪所占的比例不宜过高，以免发生高脂血症和酮尿。蛋白质供能约占15%。为保持合理的必需氨基酸比例，优质蛋白应占 50% ~65%。

（三）维生素

在低温环境下人体对水溶性 B 族维生素和脂溶性维生素 A 消耗量均较常温环境下多 30% 左右。建议低温环境作业人员每人每日供给维生素 A 1500μgRE，维生素 B_1 2~3mg，维生素 B_2 2.5~3.5mg，烟酸 1.5mg，维生素 B_6 2mg。维生素 C 每日供应 70~120mg，应尽量从新鲜蔬菜和水果中摄取，必要时可由强化食品提供。寒冷地区户外活动少且日照短而使体内维生素 D 合成不足，每日维生素 D 应补充 10μg。

（四）矿物质

寒带地区居民最易缺乏的是钙和钠，因此应当特别注意钙和食盐的补充。钙不足的原因主要是因为饮食中钙供应不足和日照时间短维生素 D 合成不足，应增加钙的摄入量，可以从含钙丰富的奶类、豆类、虾皮等食物中摄取。

低温环境下摄入较多食盐，可使机体产能能力增加。寒冷地区居民食盐摄入应是温带地区的 1.5~2 倍。

三、低温环境人员的膳食原则

（一）平衡膳食，保证充足的能量供应

由于低温环境的特殊性，机体所需的能量会大大增加，要保证膳食能量供应充足。低温条件下机体从以碳水化合物为主供给能量转向以蛋白质脂肪为主供给能量。

（二）增加优质蛋白质的摄入

增加蛋白质，特别是优质蛋白的摄入，可以提供更多必需的氨基酸，增强机体的耐寒能力。多吃肉、蛋、奶及豆制品，给机体补充优质蛋白质。

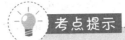

考点提示

低温环境人员的膳食原则

（三）供给充足维生素

增加维生素 C 的摄取量，补充因寒冷刺激后肾上腺肥大所造成的维生素 C 含量的下降。多吃新鲜蔬菜和水果，以补充维生素 C。同时注意与能量代谢有关的维生素 B_1、维生素 B_2 及烟酸的及时补充。维生素 A 的供应也要充足。

（四）补充钙和钠

钙和钠在寒冷地区最易缺乏，寒冷的天气会迫使机体消耗钙和钠来加强产热的功能。增加钙的摄入可以从含钙丰富的奶类、豆类、虾皮等食物获得。低温环境下适当增加食盐摄入，可使机体产热能力增加。

第三节　高原环境人员营养

 案例

　　西藏以其雄伟壮观、神奇瑰丽的自然风光闻名于世。近年来，越来越多的人选择到西藏旅游观光。可是一些人到了那里还没来得及欣赏美丽的风景，已出现了头痛、头昏、恶心呕吐、心慌气短、嗜睡、食欲减退、腹胀等症状。

　　请问：1. 到西藏旅游的人为什么常会出现这些症状？

　　　　　2. 这些人在膳食上应注意些什么问题？

高原通常是指海拔 3000m 以上地区。我国高原地区约占全国面积的 16.7%。高原环境具有以下特点:大气压和氧分压低;低气温低湿度;辐射强,沸点低,气流大。居住在平原的人进入高原后,在低压、缺氧的条件下,人体要进行一系列适应性调节,以达到其适应高原生活的目的。

考点提示

高原的定义

机体在调节适应过程中,出现一些应激反应,这些反应随着每个人的年龄、性别、健康状况、精神状态等因素的不同,反应程度也有显著的差异。高原环境对人体代谢会造成较大影响,高原环境人员的营养也有特殊要求。

一、高原环境对人体代谢的影响

大气压随海拔高度上升而下降,大气氧分压随大气压下降而降低。在低气压低氧分压环境中,机体组织供氧不足,可出现高山适应不全与高山病。但机体经缺氧锻炼后可以适应低气压缺氧环境。低气压环境往往伴有低温,所以低气压环境对代谢的影响往往伴有低温影响。刚进高原人员早期缺氧反应以胃肠道症状最为常见,如恶心、呕吐和食欲减退。急性高原反应的消化道症状,常在发病初期急骤,急性缺氧可使多种消化腺分泌减少,胃张力降低,胃蠕动减弱,胃排空时间延长,上述改变将对消化功能产生显著影响。

(一) 能量代谢

在高原环境人体的基础代谢和活动的能量消耗都高于平原地区水平,一般情况下需要增加 3% ~5% 能量才能维持平衡。

(二) 蛋白质代谢

人体进入高原初期,蛋白质合成代谢减弱而分解代谢增强,因而出现不同程度的负氮平衡。缺氧初期一些氨基酸的代谢和与其代谢有关的酶的活性发生变化。血清亮氨酸、赖氨酸、苏氨酸等必需氨基酸浓度下降,这些变化与蛋白质摄入不足的变化相近。血清必需氨基酸/非必需氨基酸比值下降。由于消化功能减弱造成能量摄入减少,利用体内蛋白质供能有所提高。

(三) 碳水化合物代谢

缺氧初期碳水化合物代谢增强,如糖原分解作用增强,葡萄糖利用率增加等。在习服过程中,一些氧化酶的活性首先增强,经一段时间后,一些糖酵解酶和调节磷酸戊糖旁路的酶活性也增强。有氧代谢下降,无氧酵解加强,血中乳酸含量增高。酶活性的变化具有代偿和适应的特征。缺氧时食欲下降,进食减少,葡萄糖吸收减慢,血糖降低。高原对葡萄糖利用速度快于平原。在进入高原初期血糖下降变化明显,1~2 周逐步恢复,女性较男性下降多且恢复慢。

(四) 脂肪代谢

高原缺氧条件下由于交感神经(儿茶酚胺)和肾上腺皮质激素(糖皮质激素)分泌增加,脂肪动员加速,脂肪分解增强,血脂会增高,但严重缺氧时,脂肪氧化不全,可致血、尿酮体增高,而酮体大量聚积进一步使缺氧耐力降低。

(五) 水盐代谢

急性缺氧时,水代谢会出现紊乱,体液从细胞外进入细胞内,细胞内液增加造成细胞水肿。有研究报道,进入高原缺氧环境后人体尿量有增多的现象,这是一种适应性反应。但尚未适应高原环境的人员应避免饮水过多,防止肺水肿,还要适当减少食盐的摄入量,预防急性高山反应。钾丧失和钠、水潴留是引起急性高原反应的重要因素。急速进入高原后,心电图的改变与低钾血症相似。因此,建议急速进入高原的人应进食含钾多的食品或适当补充钾盐,同时也应适当限制钠的摄入量。

进入高原环境初期,铁的吸收率显著增加,这是由于促红细胞生成素分泌增多,骨髓生成红细胞增加,铁的需要量增高促进了铁的吸收的缘故,而不是血氧饱和度和小肠组织氧分压降低的直接作用。

(六) 维生素代谢

高原环境缺氧条件下,体内维生素消耗增加。急性缺氧时,血浆维生素含量和尿中排出量明显减少。维生素影响体内呼吸酶活性,充足维生素供应可减轻或预防缺氧情况下呼吸酶活性降低,从而提高机体对缺氧的耐受力。增加维生素的摄入量可加速对高原环境的适应。

二、高原环境人员的营养需要

平原地区人员初入高原地区时,急性高原反应的发病率较高,消化道症状是急性高原反应的一个主要表现。消化道症状以食欲减退、恶心和呕吐为主,高原缺氧引起的食欲减退甚至厌食,使进食量减少和体重减轻。合理的营养和饮食制度是一项预防及辅助治疗急性高原反应的有效措施。

(一) 能量

在高原环境下人体的基础代谢和活动的能量消耗都高于平原地区水平,从事同等劳动强度劳动,需要增加3% ~5% 能量才能维持平衡。重体力劳动时,增加更多。

初入高原者应减轻体力活动,并避免剧烈运动或重体力劳动。因此,能量供给量一般按平原地区轻度或中等体力劳动的标准供给即可,重要的是要使机体保持良好的食欲,供给易消化的食物。

(二) 蛋白质

高原环境机体往往出现负氮平衡。食欲减退和摄取量不足是造成高原环境负氮平衡的主要原因。在高原低氧适应过程中,毛细血管可出现缓慢新生,红细胞增加,血红蛋白增高和血细胞总容积增加,决定了高原环境人员对蛋白质的需要。

(三) 脂肪

高原环境下机体利用脂肪的能力仍能保持相当程度。甚至有人提出,在高原上人体能量来源可能由碳水化合物转向脂肪。

(四) 碳水化合物

在产能营养素中,碳水化合物代谢能最灵敏地适应高原代谢变化,保证碳水化合物摄取量,对维持体力非常重要。碳水化合物提高低氧耐力的原因包括:①其分子结构中含氧原子多于脂肪和蛋白质;②消耗等量氧时,产能高于脂肪、蛋白质;③碳水化合物代谢能产生更多CO_2,有利于纠正低氧过度通气所致碱中毒。在高原饮食组成中碳水化合物供能占总能量的60% ~70% 较好。随着海拔的升高,碳水化合物所占比例应相应上升。

(五) 维生素

在高原缺氧环境下,体内维生素需要量增加。高原体力劳动时,维生素供给量应增加2~3倍。在高原地区 B 族维生素、维生素 A、维生素 E、维生素 C 供给量甚至可按正常供给量的 5 倍供给。当补充多种维生素后,尿中乳酸排出量会减少,心脏功能有所改善,增强了体力,提高了机体对缺氧适应能力。

（六）矿物质

进入高原环境,缺氧刺激促红细胞生成素分泌增加,造血功能亢进。铁的需要量增加,铁的供给量应充足,多摄入含铁丰富食品。急速进入高原的人应进食含钾多的食品或适当补充钾盐,同时也应适当限制钠的摄入量,可以减少急性高原反应的发生。

（七）水

进入高原缺氧环境后人体会出现适应性尿量增多的现象。高原空气干燥,肺的通气量增大,每天失水增多。初入高原,常无口渴感,应及时适量补水,避免饮水过多,防止肺水肿。适应高原环境后,饮水量与平原地区相同。

三、高原环境人员的膳食原则

（一）促进食欲,保证能量供给

初入高原地区时,容易出现急性高原反应,消化道症状是急性高原反应的重要表现。消化道症状以食欲减退、恶心和呕吐为主。促进食欲才能保证营养物质的摄入。在高原环境下人体的基础

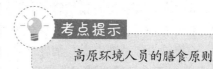

考点提示

高原环境人员的膳食原则

代谢和活动的能量消耗都高于平原地区水平,从事同等劳动强度劳动,需要增加 3%～5% 能量才能维持平衡。所以在高原环境要增加膳食中能量的供给。

（二）适当调整产能营养素供能比例

高原环境膳食中蛋白质、脂肪、碳水化合物供能适宜比例为 10%～15%、20%～25% 和 60%～70%。当海拔高于 6000m 时,蛋白质、脂肪、碳水化合物供能比例为 10%、10% 和 80%。

（三）供给充足的维生素

在高原缺氧环境下,体内维生素需要量增加。供给充足的维生素可提高机体对缺氧适应能力。高原体力劳动时,维生素供给量应增加 2～3 倍。

（四）水和矿物质的适当补充

初入高原,有失水增多现象,应及时适量补水,避免饮水过多,防止肺水肿。适应高原环境后,饮水量与平原地区相同。急速进入高原的人应进食含钾多的食品或适当补充钾盐,同时也应适当限制钠的摄入量,可以减少急性高原反应的发生。进入高原环境,缺氧条件下造血功能亢进,铁的需要量增加,铁的供给量应充足。

第四节　有毒害作业人群营养

李某,男,28 岁,在某企业从事喷漆工作四年,近期出现乏力、口内有金属味、肌肉关节酸痛、腹痛等症状。该企业采用的是含铅的国产面漆,厂房喷漆岗位铅尘检测超过职业接触限值。

请问:1. 李某为什么会出现这些症状?

2. 这种毒物主要通过什么途径进入人体?

3. 李某在膳食上应注意哪些问题?

一、铅作业人员的营养

铅及其化合物主要存在于冶金、蓄电池、印刷、陶瓷、玻璃、油漆、染料等行业。铅作业的危害主要是可以通过呼吸道和消化道进入人体,蓄积在体内,主要以不溶性磷酸盐沉积在骨骼系统中,引起慢性或急性中毒,主要引起神经系统和造血系统的损害。

（一）供给充足维生素 C

由于铅可促进维生素 C 氧化,使维生素 C 失去其生理活性,故长期接触铅可引起体内维生素 C 的缺乏,甚至出现牙龈出血等缺乏症状。在与铅接触时,若能同时给予大量的维生素 C,则可延缓铅中毒的出现或使中毒症状减轻。维生素 C 是职业接触铅人员的重要营养素。维生素 C 减少铅中毒的作用机制如下:

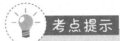

考点提示

铅作业人员的营养要求

1. 维生素 C 在肠道与铅结合,形成溶解度低的维生素 C 铅盐,减少铅的吸收。

2. 维生素 C 可使谷胱甘肽由氧化型变成还原型,发挥对铅的解毒作用。

3. 治疗铅中毒时维生素 C 消耗所致的坏血病维生素 C 缺乏症。

（二）补充含硫氨基酸优质蛋白质

蛋白质营养不良可降低机体的排铅能力,增加铅在体内的蓄积和机体对铅中毒的敏感性。充足蛋白质,尤其是含硫氨基酸丰富的蛋白质是谷胱甘肽中胱氨酸的主要来源,适宜补充有利于发挥谷胱甘肽对铅的解毒作用。蛋氨酸和维生素 C 还有促进红细胞生成作用。铅作业人员的蛋白质供应,要供给适量足够的蛋白质,占总能量的 14% ~ 15% 为宜,并需要增加优质蛋白质,其中动物蛋白质宜占总蛋白质的 50%。

（三）补充保护神经系统和促进血红蛋白合成的营养素

铅对神经系统和造血系统存在毒性,要适当补充保护神经系统和促进血红蛋白合成的营养素。维生素 A、维生素 B_1、维生素 B_2、维生素 B_{12} 和叶酸可促进血红蛋白和红细胞生成,对预防铅中毒都有一定作用。维生素 B_1、维生素 B_6、维生素 B_{12} 作为神经系统营养物质,临床可用于铅作业人员的营养补充。

（四）适当限制脂肪摄入

由于膳食中脂肪过多可促进铅在小肠中的吸收,所以要适当限制脂肪的摄入。低脂高糖饮食可抑制铅的吸收并保护肝脏。动物实验表明,饲料中脂肪过高,接触铅的动物食入后,会加重肝脏的损害。膳食中脂肪供能比例不宜超过 25%。

（五）合理选择酸性和碱性食物

铅有溶于弱酸的特点,机体内环境的酸碱度对铅在体内能否存留起到了重要的作用,偏酸性体液可促进铅的排泄,因此饮食中应多安排酸性食物,如谷类、鱼、肉、禽、蛋等,有利于慢性铅中毒时排铅治疗。当血中 Pb_3HPO_4 浓度较高时,多食用含钙、镁、钾等较多的蔬菜、水果和奶类等碱性食物,有利于形成 $Pb_3(PO_4)_2$ 进入骨组织,以缓解急性铅毒性。

（六）增加膳食纤维摄入

膳食纤维可使肠内铅沉淀,减少铅的吸收,促进铅的排出,故可多吃各种蔬菜和水果。

二、苯作业人员的营养

苯是芳香族碳氢化合物,在工业上应用很广泛。主要用于有机溶剂、稀薄剂和化工原料,接触苯的工作主要有炼焦、石油裂化、油漆、染料、塑料、合成橡胶、农药、印刷以及合成洗涤剂等。苯主要以蒸气形式经呼吸道吸入体内,皮肤接触液态苯也可进入人体,苯在胃肠可完全吸收。苯毒性靶器官是神经组织和造血系统。急性苯中毒时,主要对神经系统呈麻醉作用。苯可以损害骨髓,破坏造血功能,毒性很大。苯作业人员如营养不良,机体对苯毒性敏感性会增加,解毒能力降低,机体代谢失调,重要器官易受损,容易并发其他疾病。对苯作业人员进行营养指导,应有针对性地补充某些营养素,以预防或减低苯对机体的毒性。

(一) 增加优质蛋白质的供应

增加优质蛋白质的供给,不但可以增强机体的一般抵抗力,而且可以提高肝脏微粒体混合功能氧化酶的活性,使苯羟化成酚后与葡萄糖酸结合排出体外,提高机体对苯的解毒能力。含硫氨基酸丰富的蛋白质提供足够的胱氨酸,有利于维持体内还原型谷胱甘肽的适宜水平。苯可直

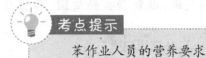

考点提示

苯作业人员的营养要求

接与还原型谷胱甘肽结合而解毒。苯作业人员可多吃动物性食物和豆类食物,优质蛋白质应占总蛋白质的50%以上。

(二) 限制脂肪的摄入量

苯属于脂溶性有机溶剂,对脂肪亲和力强,摄入脂肪过多可促进苯的吸收,增加苯在体内的蓄积,甚至导致苯排出速度减缓,并使机体对苯的敏感性增加,因而苯作业人员膳食中脂肪的含量不宜过高。脂肪供给能量不宜超过总能量的25%。

(三) 增加碳水化合物的摄入量

碳水化合物能提高机体对苯的耐受性,因为碳水化合物代谢过程中可以提供重要的解毒剂——葡萄糖醛酸,葡萄糖醛酸在肝脏可与苯结合,并随胆汁排出。

(四) 补充多种维生素

人体负荷试验表明,苯作业人员体内维生素C贮量较普通人低。动物实验亦观察到苯中毒时血和尿中维生素C量降低,对维生素C的需要量增加,故摄入量应予以提高。维生素C是体内重要的氧化还原体系之一,也是体内羟基的供体。体内维生素C水平制约着苯代谢的羟化过程,直接影响机体对苯的解毒能力。中毒动物摄入大量维生素C可以缩短其出血时间和凝血时间。建议苯作业人员在平衡饮食基础上,每日补充维生素C 150mg。

补充一定量的B族维生素和维生素K。B族维生素中的维生素B_1、维生素B_6和烟酸对治疗苯中毒有良好的效果。维生素B_6、维生素B_{12}和叶酸有使白细胞回升的功效。维生素B_1、维生素B_2、维生素B_{12}和叶酸可促进血红蛋白和红细胞生成。维生素K对苯中毒时氧化还原过程的恢复有显著的促进作用。苯毒性引起出血倾向者,除补充维生素C外,还需补充维生素K。

(五) 注意铁的补充

苯对造血系统毒性明显,苯中毒防治时,应在平衡膳食基础上适当补充铁,以促进血红蛋白合成和红细胞生成。

(六) 合理烹调、增进食欲

苯作业人员常会感到食欲减退,因此在饮食调配和烹调方法上应尽量做到色、香、味俱全,以增进食欲。

三、汞作业人员的营养

仪表生产、汞的开采和冶炼、传统口腔医学、淘金等行业的从业人员,均是汞的易接触者。在生产环境中吸入高浓度汞蒸气,或因不恰当使用含汞药作为熏蒸剂而吸入高浓度汞蒸气都会引起急性中毒。汞为原浆毒,在体内与蛋白质的巯基具有特异的亲和力,巯基是许多重要生物活性酶的活性中心,汞与巯基结合可使酶失去活性。急性汞中毒口腔炎表现突出。慢性汞中毒主要有精神-神经症状,震颤和口腔炎等表现,汞作业人员如营养不良,机体对汞毒性敏感性会增加,解毒能力降低,机体代谢失调,重要器官易受损,容易并发其他疾病。

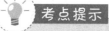

考点提示

汞作业人员的营养要求

(一)补充蛋白质

汞作业人员应补充足量的蛋白质。应多提供动物蛋白质,如蛋、奶、鱼、瘦肉等。因为动物蛋白质中含蛋氨酸较多,在体内可转变成含巯基的胱氨酸和半胱氨酸,与汞结合可使体内含巯基的酶免受其害。

(二)限制含类脂质的食物

汞作业人员应限制含类脂质的食物,这是因为汞易溶于脂质,它可以通过含有类脂质的细胞膜作用于内脏和神经系统。如动物肝脏、肾脏、脑、肺等食品都应限制。

(三)补充维生素C和B族维生素

多补充含维生素C的食物,可保护口腔黏膜,防止口腔炎的发生。每天多增加维生素C 150mg左右,这对保护口腔黏膜和防治汞中毒性口腔病变有一定效果。多供给含维生素C丰富的新鲜蔬菜和水果。

多补充富含B族维生素的食物,可增加食欲、改善造血功能、促进神经系统功能的恢复。维生素 B_1 每天增加4mg。

(四)合理烹调

在饮食烹调方面,饭菜食应细软可口,易于消化吸收,还要注重色、香、味,感官性状良好,以引起人的食欲,增加营养素的摄入。

四、矽尘作业人员的营养

硅,过去称矽,在自然界中分布极广,大多以二氧化硅的形式存在于岩石和矿物之中。游离二氧化硅是指未与其他元素或化合物结合的二氧化硅。通常将接触游离二氧化硅粉尘的作业,称为矽尘作业。与矽尘作业有关的行业主要包括:金属矿石的开采,岩石掘进;开山筑路,隧道和涵洞的风钻打洞与爆破等;建筑材料工业的采石、轧石以及石料的整理加工;钢铁冶金业的矿石原料加工、准备、炼钢炉的修葺;机械制造业中的铸造、研磨加工、铸件开箱、清砂整理、喷砂等;耐火材料厂的原料准备、制造、焙烧等;玻璃制造业原料的准备;石粉行业中的石英加工,如碾碎、研磨和装运、包装等;造船工业中的喷砂等。

在职业活动过程中,长期吸入矽尘可引发以肺组织弥漫性纤维化为主的全身性疾病,所造成的职业病称为矽肺。患者出现气短、胸闷、胸痛、咳嗽、通气功能减退等临床表现。矽肺是最严重、最广泛的尘肺病,也是世界上最古老,最广泛发生,而又没有特效治疗的职业性疾

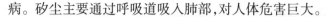

病。矽尘主要通过呼吸道吸入肺部,对人体危害巨大。

蛋白质对预防矽肺有一定作用。若饮食中蛋白质供给不足时,可使矽肺发展迅速。矽肺出现早期就有蛋白质代谢障碍。因此,应尽可能使蛋白质代谢恢复正常。采用高蛋白饮食,并含有足够的蛋氨酸和色氨酸,使血清蛋白转为正常。维生素 C 可抵制矽肺病情的进展,应增加新鲜蔬菜水果的摄入。维生素 B_1、维生素 B_6 对矽肺防治也有一定的作用。但维生素 B_2 不但不能改善矽肺患者健康状况,还可加重肺部病变。烟酸在用于疗养期的矽肺病患者治疗中,也取得良好效果。多食含维生素 A 较丰富的动物肝脏、蛋类,可保护呼吸道细胞少受粉尘的危害。

五、农药作业人员的营养

农药的种类很多,常用的农药为有机磷和有机氯。人在从事农药的生产、包装、搬运、配药、喷洒和播种等各个环节都可因接触到农药而引起中毒。农药可通过呼吸道、消化道和皮肤侵入体内,在体内蓄积引起一系列急、慢性中毒症状,损害神经系统和肝、肾等实质性脏器,出现倦怠、食欲减退、头痛及震颤等全身症状。

蛋白质对农药毒性有明显的影响,如果蛋白质供给不足,会使大多数农药的毒性增加。动物实验证明,在蛋白质摄入不足时,氯丹、异狄氏剂、马拉硫磷毒性增加 1 倍。膳食中蛋白质充足时可提高肝微粒体酶的活性,加快对农药的分解代谢。碳水化合物对农药的作用是间接的,它通过改变蛋白质的利用率和避免蛋白质作为能量而分解,起到一定的解毒作用。饮食脂肪对有机氯杀虫剂有明显的抑制作用。哺乳动物、鱼、鸟类对滴滴涕中毒的耐受性肥壮者较瘦小者高。这种防御机制只是体内的脂肪组织可蓄积一定量的农药,缓解中毒症状,但并不能降低农药对机体的损伤作用。

维生素与农药解毒关系密切。维生素 C 能影响肝微粒体酶活性,所以维生素 C 可以提高肝脏的解毒能力。维生素 C 缺乏影响毒物分解和排出,使机体组织中农药残留增加。此外,维生素 B_1、维生素 B_2 和叶酸对预防或减轻农药的毒性也有一定作用。

第五节　噪声环境作业人群营养

 案例

赵某,男,23 岁,某乡镇企业操作车床的技工,从事该工作已有五年时间。常有头晕、头痛、失眠、记忆力减退等神经衰弱症状和恶心、胃痛、腹胀等消化道症状。最近感觉听力下降明显。

请问:1. 赵某为什么会出现这些症状?

2. 赵某在膳食上应注意哪些问题?

从卫生学角度讲,凡是使人感到厌烦或不需要的声音都称为噪声。噪声可分为生产性噪声、生活性噪声、交通性噪声。随着工业生产、交通运输、城市建筑的发展,以及人口密度的增加,家庭设施(音响、空调、电视机等)的增多,环境噪声日益严重,它已成为污染人类社会环境的一大公害。噪声具有局部性、暂时性和多发性的特点。噪声不仅会对听觉造成影响,而且还对人的心血管系统、神经系统、内分泌系统、消化系统等产生不利影响,故噪声环境作业人员对营养应有特殊的要求。

一、噪声对人体代谢的影响

（一）蛋白质代谢

在噪声作用下，血液中蛋白质的含量下降。色氨酸、赖氨酸、组氨酸及谷氨酸的消耗增多，故血液中浓度均下降，尤以谷氨酸下降明显。有动物实验显示，达到一定声压级的高频稳态噪声可导致鼠肝谷丙转氨酶（GPT）活性增高。噪声刺激可使肌肉释放丙氨酸，为肝脏提供糖异生的原料。丙氨酸增多可诱导并增强相关酶的活性而加速丙氨酸分解为丙酮酸，丙酮酸经糖异生作用生成葡萄糖，从而加速丙氨酸葡萄糖循环，以供应机体处于应激状态时的能量需要，作用机制可能是作用于网状结构，通过垂体-肾上腺轴和宿主防御机构引起酶活性改变，并持续较长时间。

（二）脂类代谢

长时间接触噪声会对体内脂类代谢产生不良影响。有调查发现，接触噪声作业职工血清中总胆固醇、甘油三酯水平明显高于非噪声接触职工，而且接触噪声时间越长，血脂异常检出率越高，提示噪声对脂类代谢有负面影响。

（三）碳水化合物代谢

噪声可通过神经-体液途径引起激素分泌量的改变，导致肝糖原含量的变化，使血糖浓度升高或降低。高频稳态噪声作用小鼠，肝糖原变化从急骤下降到缓慢上升呈现凹型曲线。急骤下降到最低点是属于应激反应的警告期，此时，噪声通过神经-体液途径对机体影响最大。交感神经兴奋引起肾上腺素、胰高血糖素增加，胰岛素减少，通过激活肝脏磷酸化酶，促进肝糖原分解，增加血糖。为了防御，机体将大量糖原分解为葡萄糖供代谢需要。后期肝糖原含量逐渐回升是适应及抵抗期，说明一定强度的噪声经过一定时间，和其他刺激一样，对动物包括人均可产生适应现象。

（四）维生素代谢

噪声对体内维生素的代谢也会产生明显的影响。在噪声作用下，维生素 B_1、维生素 B_2、维生素 B_6、维生素 B_{12}、烟酸和维生素 C 的消耗量增加，进而导致有关维生素的不足或缺乏。噪声刺激可使大鼠各器官中维生素 C 的含量和尿中的排出量减少，表明噪声可增加机体维生素 C 的消耗。人群实验发现，发生噪声性耳聋的人群中，维生素 B_{12} 缺乏的比例显著高于对照组人群，当补充维生素 B_{12} 后，部分患者的症状得到了一定程度的恢复。

（五）矿物质代谢

在噪声作用下，血清微量元素 Cu、Zn、Fe 呈下降趋势，常量元素 Mg 呈上升趋势，而强化铁营养具有对抗稳态噪声听力损伤作用，提示维持 Cu、Zn、Fe、Mg 在体内的稳定，对减少噪声性听力损伤会有一定作用。

二、噪声作业人员的营养需要

（一）补充优质蛋白

蛋白质对噪声防护有利，故应给予优质、充足的蛋白质。在噪声作用下，血液中蛋白质的含量下降。色氨酸、赖氨酸及组氨酸、谷氨酸的消耗增多，故血液中浓度均下降，尤以谷氨酸下降明显。故应增加膳食中色氨酸、赖氨酸、组氨酸、谷氨酸的补充。有实验表明，在噪声作用下,补充氨基酸对人体有保护作用。补充谷氨酸不仅能满足机体的营养需要,而且能消除有害物质。如果使膳食中的赖氨酸破坏,可引起恶心、眩晕,对金属声特别敏感,同时尿中非酮有机酸排出量增加,补充赖氨酸后这些症状消失。

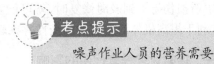

考点提示

噪声作业人员的营养需要

(二)补充水溶性维生素

由于长期接触噪声可导致体内水溶性维生素,如维生素 B_1、维生素 B_2、维生素 B_6、维生素 B_{12}、烟酸和维生素 C 的消耗量增加,特别是维生素 C 的大量消耗,进而导致有关维生素的不足或缺乏。因此,在膳食中就应补充富含这些维生素的食物,如动物内脏、瘦肉、新鲜蔬菜和水果等。有研究显示,多吃含维生素 B_1、维生素 B_2、维生素 B_6 和维生素 C 的食物及补充优质蛋白质,对受噪声影响的人体有保护作用,并有助于提高人在噪声环境中学习、工作的耐受力,减轻精神紧张和疲劳。当补充维生素 B_{12} 后,噪声性耳聋的人群中部分患者的症状得到了一定程度的改善。如果条件允许,最好经常补充一定量的维生素合剂。

(三)补充富含微量元素食物

应加强富含 Cu、Zn、Fe 等微量元素食物的供给。在长期噪声环境中,机体血清微量元素 Cu、Zn、Fe 呈下降趋势,维持 Cu、Zn、Fe 在体内的稳定,对减少噪声性听力损伤会有一定作用。

(四)促进食欲

噪声能够通过自主神经系统,反射性地抑制胃肠道的运动和消化腺的分泌,导致食欲下降,影响消化吸收功能。应通过食物色、香、味的变化,刺激机体的食欲,增加营养的摄入和吸收。

第六节 放射性损伤人群营养

 案例

郭某,男,48 岁,放射科医生,从事该工作二十多年。在最近的一次体检中发现有白细胞下降和贫血症状。

请问:1. 郭某可能是因为什么原因出现这些症状?

2. 在该种环境下工作人员膳食应注意哪些问题?

放射性物质所产生的 α 射线、β 射线、γ 射线、X 射线等,都对机体有直接的损伤作用。辐射作用于机体,可引起体内各种营养素代谢紊乱。射线的能量可以直接破坏机体组织的蛋白质、核蛋白及酶等,还可造成神经内分泌系统的调节障碍,使机体物质代谢紊乱。如果射线作用于高级神经中枢,还能引起功能调节的异常,使蛋白质的分解代谢增加,抑制酶的活性,破坏酶蛋白的结构等。由于射线的危害,使得长期接触它的作业人员经常出现头痛、头昏、恶心、呕吐、白细胞下降和贫血等症状。

辐射可引起生物体内物质分子的电离和激发,对于含水分较多的组织,辐射导致一系列的病理生理变化,最终发展为放射损伤。当人体受到长时间的超过最大允许量的照射,机体

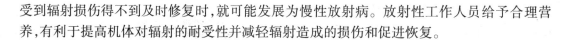

受到辐射损伤得不到及时修复时,就可能发展为慢性放射病。放射性工作人员给予合理营养,有利于提高机体对辐射的耐受性并减轻辐射造成的损伤和促进恢复。

一、辐射对营养素代谢的影响

(一)能量代谢变化

机体代谢率变化大小与个体辐射敏感性有关,通常是辐射损伤越重,则代谢率越高,反之则较轻。

(二)蛋白质代谢的变化

机体受到电离辐射作用后,蛋白质的代谢很快受到影响,主要表现为分解代谢增强,合成代谢障碍。机体受到大剂量照射后,尿中肌酸排出量增加,尿肌酸与肌酐的比例升高。在急性放射损伤后,清蛋白减少而球蛋白增加,以致二者比例下降。

另外,辐照后尿氮增加,除了尿素排出量增加外,氨基酸的排出量也显著增高,其中以牛磺酸和β-氨基丁酸排出量增加最为明显。此时,血液中氨基酸含量也有所上升,组织中氨基酸含量则有下降的趋势,说明机体受到辐照后氨基酸代谢发生紊乱。

(三)脂肪代谢变化

机体在受到辐照后,胃的排空能力减弱,食物停滞于胃部的时间延长,从而会影响到脂肪的消化吸收速度。电离辐射产生的自由基可引发脂质过氧化,照射后生物体内自由基的生成与清除失去平衡。在接受大剂量照射后,会出现高脂血症,总脂含量中以中性脂肪增加最多。

(四)碳水化合物变化

机体受到辐照后肝糖原一般显著增加,甚至禁食后也不例外,但所增加的肝糖原不是来自于食物,而是来自于组织分解的产物。辐照促进糖的异生,使肝糖原增多,糖酵解作用减弱,组织对糖的利用能力下降。

(五)对维生素代谢影响

机体受到辐照后,初期会食欲下降,消化吸收能力受到影响,维生素 A 与胡萝卜素的吸收下降,肝维生素 A 含量减少。射线照射后机体组织和血浆中的维生素 C 含量会降低,说明照射后机体维生素 C 消耗增加。机体受照射后,组织利用维生素 B_1 量也会增加。

(六)对水盐代谢影响

放射损伤时往往伴有呕吐和腹泻,使机体水盐代谢发生紊乱。电离辐射的全身反应涉及矿物质代谢,从而对矿物质的生理作用造成影响。

二、营养对辐射防护作用

(一)蛋白质对辐射防护作用

蛋白质是生命有机体的基本物质。辐照后由于蛋白质分解代谢增强,如发生缺乏或供给不足易造成严重的后果。因此增加蛋白质的供给量对防治放射损伤有一定效果,可增强机体对射线的耐受性。某些氨基酸对于放射损伤的防护有良好的效果,有研究显示 N-乙酰左旋半胱氨酸能够显著提高受到致死剂量辐照小鼠的 30 日存活率并延长其存活天数。蛋氨酸可使核酸代谢障碍减轻,并使血红蛋白、红细胞及白细胞不至于过分地减少。

（二）脂肪对辐射防护作用

在放射线照射下，机体脂肪代谢有一定变化，各器官脂肪含量有所变化，贮存脂肪被利用。照射后血浆脂肪增加，对于估计放射损伤程度及判断预后有一定意义。受照射后膳食中脂肪含量不宜过高，但必需脂肪酸的供给应适当增加，这对放射损伤防护是十分有利的。橄榄油和花生油有较好的防护效果。

（三）碳水化合物对辐射防护作用

放射损伤时，由于糖原生成及贮存功能均受到破坏，而且胰岛素活性下降，所以应补充葡萄糖及胰岛素。葡萄糖比蔗糖、淀粉、糊精的防护效果好，而果糖的防护效果更好，可使放射损伤时肝中毒减轻。

（四）维生素对辐射防护作用

脂溶性维生素：维生素 A、维生素 K、维生素 E，水溶性维生素：维生素 B_1、维生素 B_2、维生素 B_6、维生素 B_{12}、叶酸和维生素 C 等对放射性损伤都具有一定防护效果。

烟酸能降低毛细血管通透性和脆性，有加强维生素 C 的作用。烟酸是氢的传递体，参与体内氧化还原作用，对心血管系统有良好作用，还能防止白细胞减少症的发展。

三、放射性工作人员的营养需要

（一）能量

由于放射损伤可导致机体代谢率升高，所以应适当增加能量供给。我国提出从事放射性工作人员每天能量供给 11.72 ~ 12.55MJ（2800 ~ 3000kcal）。

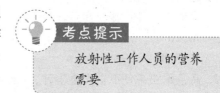

考点提示

放射性工作人员的营养需要

（二）蛋白质

为了增强放射性工作人员对放射性损伤的抵抗能力，对这类人员必须供给高蛋白质，尤其是优质蛋白质，如鸡蛋、牛奶、瘦肉、动物内脏、大豆等食物。这样才能使机体处于蛋白质营养良好的状态，从而增强机体对射线的抵抗力，同时，也可以及时补充因放射性损伤所引起的组织蛋白质的分解。建议蛋白质供应 80~100g/d。

（三）脂肪

脂肪在饮食中所占比例不宜过高，占 20% ~25% 为宜。注意必需脂肪酸应适当增加，对放射损伤的防护有一定作用。高脂肪饮食对放射损伤的影响相反，可发生肝功能障碍，并使动脉硬化患病率升高，故膳食中脂肪要适量。

（四）碳水化合物

适当增加碳水化合物的摄入，占总能量的 60% ~70%。放射损伤时，由于糖原生成及贮存功能均受到破坏，所以应补充葡萄糖。葡萄糖比蔗糖、淀粉、糊精的防护效果好，而果糖的防护效果更好。膳食中可增加果糖的摄入。

（五）维生素

补充足量的维生素，尤其是补充含维生素 B_1、维生素 B_6、维生素 C 和维生素 A 丰富的食物，如柑橘、山楂、猪肝、枣及油菜等绿叶蔬菜，可促进细胞间质的形成，稳定体内酶系统的功能，对抵抗射线的影响亦有较好效果。

（六）水和矿物质

放射性损伤时常伴有呕吐和腹泻，水盐代谢发生紊乱，应及时给予相应的补充。放射性物质环境下的作业人员还应多饮绿茶,以加快体内放射性物质的排泄。同时,常食用紫菜、海带等含碘丰富的食物,以保持甲状腺的功能。

 本章小结

在不同的工作、生活环境,机体对营养有不同的特殊要求。高温环境人员的膳食原则:①平衡膳食,全面补充营养;②精心烹调,促进食欲;③供给充足维生素;④补充水分和矿物质。低温环境人员的膳食原则:①平衡膳食,保证充足的能量供应;②增加优质蛋白质的摄入;③供给充足维生素;④补充钙和钠。高原环境人员的膳食原则:①促进食欲,保证能量供给;②适当调整产能营养素供能比例;③供给充足的维生素;④水和矿物质的适当补充。

(孙永成)

目标测试

选择题

A1 型题

1. 哪种工作环境称为高温环境
   A. 26℃   B. 30℃   C. 32℃
   D. 35℃   E. 40℃

2. 高温作业条件下会大量出汗,汗液中流失最多的维生素是
   A. 维生素 A   B. B 族维生素   C. 维生素 C
   D. 维生素 D   E. 维生素 E

3. 高温条件下导致大量出汗,除了注意钠盐的补充外,还应特别注意补充
   A. 钾   B. 钙   C. 镁
   D. 铁   E. 锌

4. 高温环境人员补充含盐饮料时,氯化钠浓度为
   A. 0.01%   B. 0.03%   C. 0.05%
   D. 0.1%   E. 0.2%

5. 低温环境通常是指环境温度为
   A. −10℃   B. −5℃   C. 0℃
   D. 5℃   E. 10℃

6. 低温环境下人体基础代谢率平均增加
   A. 0.5%~1%   B. 1%~2%   C. 5%~10%
   D. 10%~15%   E. 15%~20%

7. 高原环境特点不包括
   A. 大气压和氧分压高   B. 低气温低湿度   C. 辐射强
   D. 沸点低   E. 气流大

8. 下面关于高原环境人员的营养需要说法错误的是
   A. 急速进入高原的人应进食含钾多的食品或适当补充钾盐,同时也应适当限制钠

的摄入量,可以减少急性高原反应的发生

　　B. 进入高原环境,缺氧刺激促红细胞生成素分泌增加,造血功能亢进,铁的需要量增加

　　C. 高原饮食组成中蛋白质供能占总能量的 10% ~ 15% 较好

　　D. 在高原饮食组成中碳水化合物供能占总能量 60% ~ 70% 较好。随着海拔的升高,碳水化合物所占比例应相应上升

　　E. 高原体力劳动时,维生素供给量应增加 1.5 ~ 2 倍

9. 下面关于铅作业人员的营养说法错误的是

　　A. 补充含硫氨基酸优质蛋白质

　　B. 选择碱性食物

　　C. 补充保护神经系统和促进血红蛋白合成的营养素

　　D. 适当限制脂肪摄入

　　E. 供给充足维生素 C

10. 噪声对人体代谢的影响是

　　A. 在噪声作用下,血液中蛋白质的含量下降。色氨酸、赖氨酸及组氨酸、谷氨酸的消耗增多,故血液中浓度均下降,尤以色氨酸下降明显

　　B. 接触噪声作业职工血清中总胆固醇、甘油三酯水平明显低于非噪声接触职工,而且接触噪声时间越长,血脂异常检出率越低

　　C. 噪声可通过神经 - 体液途径引起激素分泌量的改变,使血糖浓度降低

　　D. 在噪声作用下,维生素 B_1、维生素 B_2、维生素 B_6、维生素 B_{12}、烟酸和维生素 C 的消耗量增加,进而导致有关维生素的不足或缺乏

　　E. 在噪声作用下,血清中 Cu、Zn、Fe、Mg 呈下降趋势,而强化铁营养具有对抗稳态噪声听力损伤作用

11. 下面关于放射性工作人员的营养需要说法错误的是

　　A. 由于放射损伤可导致机体代谢率降低,所以应适当减少能量供给

　　B. 为了增强放射性物质作业者对放射性物质损害的抵抗能力,对这类人员必须供给高蛋白质,尤其是优质蛋白质

　　C. 脂肪在饮食中所占比例不宜过高,占 20% ~ 25% 为宜

　　D. 适当增加碳水化合物的摄入,占总能量的 60% ~ 70%

　　E. 补充足量的维生素,尤其是补充含维生素 B_1、维生素 B_6、维生素 C 和维生素 A 丰富的食物

A3/A4 型题

（12 ~ 14 题共用题干）

张某,女,19 岁,高中毕业后到广东东莞一家鞋厂打工,是生产流水线上进行手工刷胶作业的操作工。她工作的车间没有排风扇,通风不太好,工作中也没有佩戴口罩、手套等个人防护措施。一年后,她开始感到身体不适,头晕特别明显,并出现牙龈及皮下出血,时常全身乏力。

12. 张某可能因为工作中接触哪种物质引起发病

　　A. 铅　　　　　　　　B. 苯　　　　　　　　C. 汞

　　D. 矽尘　　　　　　　E. 辐射

13. 该有害物质主要通过哪种途径进入人体
    A. 呼吸道
    B. 皮肤接触
    C. 饮水
    D. 食物
    E. 吸血昆虫

14. 张某应补充造血有关的营养素不包括
    A. 维生素 B_1
    B. 维生素 B_2
    C. 维生素 B_{12}
    D. 叶酸
    E. 维生素 D

实训指导　制定孕中期妇女一日食谱

【实训目的】

1. 掌握　食谱编制的原则和方法。
2. 熟悉　食谱的评价方法。

【实训准备】

1. 物品　食物成分表、计算机。
2. 环境　优雅清静的实训室。

【实训材料】

李××,25岁,公司职员,身高165cm,孕22周,体重61kg,请为她制定合理的一日食谱。

【实训评价】

1. 你所制定的一日食谱是否满足其能量和营养素的需要?
2. 你所制定的一日食谱中优质蛋白质能否满足要求?

参 考 文 献

1. 黄承钰,吕晓华. 特殊人群营养. 北京:人民卫生出版社,2009
2. 葛可佑. 公共营养师(基础知识). 第2版. 北京:中国劳动社会保障出版社,2012
3. 王卫平. 儿科学. 第8版. 北京:人民卫生出版社,2013
4. 杨长平,卢一. 公共营养与特殊人群营养. 北京:清华大学出版社,2012
5. 孙长颢. 营养与食品卫生学. 第7版. 北京:人民卫生出版社,2013
6. 韦军民. 老年临床营养. 北京:人民卫生出版社,2011
7. 郭云良,刘克为,戚其华. 老年生物学. 北京:科学出版社,2007
8. 李勇. 营养与食品卫生学. 北京:北京大学医学出版社,2005
9. 林崇德. 发展心理学. 杭州:浙江教育出版社,2002

目标测试参考答案

第一章

1. B　　　2. D　　　3. B　　　4. B　　　5. B　　　6. A　　　7A　　　8. B　　　9. D　　　10. D

11. A　　12. C　　13. C　　14. B　　15. D　　16. C

第二章

1. B　　　2. C　　　3. D　　　4. C　　　5. D　　　6. E　　　7. E　　　8. C

9. A　　10. ABCD　11. ABCDE　12. ABCDE　13. BC　　14. ABD　　15. ABCE　16. AD

17. ABDE

第三章

1. C　　　2. E　　　3. C　　　4. B　　　5. AE　　　6. ABCE

第四章

1. A　　　2. C　　　3. E　　　4. C　　　5. B　　　6. D　　　7. C

第五章

1. D　　　2. A　　　3. E　　　4. B　　　5. D

第六章

1. B　　　2. C　　　3. C　　　4. D　　　5. E　　　6. B　　　7. C　　　8. B　　　9. A

第七章

1. C　　　2. D　　　3. A　　　4. B　　　5. E　　　6. B　　　7. D　　　8. A　　　9. C　　　10. A

第八章

1. C　　　2. C　　　3. A　　　4. D　　　5. E　　　6. D　　　7. A　　　8. E　　　9. B　　　10. D

11. A　　12. B　　13. A　　14. E

《特殊人群营养》教学大纲

一、课程性质

《特殊人群营养》是中等卫生职业教育营养与保健专业一门重要的专业核心课程。本课程主要内容包括孕妇、乳母、婴幼儿、青少年、中老年及特殊工作环境下的人群的营养要求。本课程的任务是通过学习本课程可以掌握特殊人群对营养素的需要，能够预防这些人群营养过程容易出现的问题。

二、课程目标

通过本课程学习，学生能够达到下列要求：

（一）职业素质目标

1. 具有良好的职业道德，重视医学伦理，尊重特殊人群，尊重患者。
2. 具有良好的职业素质，能将合理营养、合理膳食促进健康作为自己的职责。
3. 具有良好的营养咨询服务意识。
4. 具有良好的身体素质，心理素质和较好的社会适应能力能适应不同岗位营养与保健的实际需要。

（二）专业知识和技能目标

1. 具备孕妇、乳母、婴幼儿、青少年等特殊人群的生理知识。
2. 具备基础营养知识。
3. 具有指导孕妇、乳母、婴幼儿、青少年等特殊人群合理营养的能力。
4. 具有大卫生观，能将营养知识贯穿于特殊人群的生活之中。

三、学时安排

教学内容	学 时		
	理论	实践	合计
绪论	1		1
一、营养基础知识	2		2
二、妊娠期营养	4	1	5
三、哺乳期营养	4		4
四、婴幼儿营养	4		4

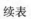

续表

教学内容	学　时		
	理论	实践	合计
五、学龄前儿童和学龄儿童营养	3		3
六、青春期营养	4		4
七、老年营养	3		3
八、特定环境人群营养	6		6

四、主要教学内容和要求

单元	教学内容	教学目标		教学活动	参考学时	
		知识目标	技能目标		理论	实践
绪论	基本概念	掌握		理论讲授	1	
	基本内容	熟悉				
	学习要求、方法和意义	了解				
一、营养基础知识	（一）能量			理论讲授	1	
	1. 能量单位	了解				
	2. 能量来源	了解				
	3. 能量的消耗	了解				
	（二）蛋白质					
	1. 蛋白质的生理功能	熟悉				
	2. 氨基酸	熟悉				
	3. 蛋白质的食物来源和供给量	掌握				
	（三）脂类					
	1. 脂类的生理功能	熟悉				
	2. 必需脂肪酸	熟悉				
	3. 磷脂和胆固醇	熟悉				
	4. 脂类的食物来源和供给量	掌握				
	5. 脂肪和健康的关系	熟悉				
	（四）碳水化合物					
	1. 碳水化合物的分类	熟悉				
	2. 碳水化合物的功能	熟悉				
	3. 膳食纤维	熟悉				
	4. 碳水化合物的食物来源和供给量	掌握				
	5. 碳水化合物与健康的关系	了解				

续表

单元	教学内容	教学目标		教学活动	参考学时	
		知识目标	技能目标		理论	实践
一、营养基础知识	（五）无机盐			案例教学	1	
	1. 钙	熟悉				
	2. 铁	熟悉				
	3. 锌	熟悉				
	4. 碘	熟悉				
	5. 硒	熟悉				
	（六）维生素					
	1. 维生素 A	熟悉				
	2. 维生素 D	熟悉				
	3. 维生素 B$_1$	熟悉				
	4. 维生素 B$_2$	熟悉				
	5. 维生 C	熟悉				
	（七）水					
	1. 水的生理功能	了解				
	2. 水的平衡	了解				
二、妊娠期营养	（一）妊娠期生理特点			理论讲授	1	
	1. 代谢变化	了解				
	2. 消化系统功能变化	了解				
	3. 血液变化	了解				
	4. 肾功能变化	了解				
	5. 体重变化	了解				
	（二）妊娠期营养需要			案例教学	1	
	1. 能量	掌握				
	2. 蛋白质	掌握				
	3. 脂肪	掌握				
	4. 无机盐	掌握				
	5. 维生素	熟悉				
	（三）妊娠期膳食			教学录像	1	
	1. 孕早期膳食	掌握				
	2. 孕中期膳食	掌握				
	3. 孕后期膳食	掌握				

单元	教学内容	教学目标		教学活动	参考学时	
		知识目标	技能目标		理论	实践
二、妊娠期营养	（四）妊娠期常见营养问题			理论教学	1	
	1. 营养不良	掌握				
	2. 营养过剩	掌握				
	实训：制定孕中期妇女一日食谱		学会	教学见习		1
三、哺乳期营养	（一）哺乳期营养需要			理论讲授	2	
	1. 能量	了解				
	2. 蛋白质	了解				
	3. 脂肪	了解				
	4. 无机盐	了解				
	5. 维生素	了解				
	（二）哺乳期膳食			案例教学	2	
	1. 产褥期膳食	熟悉				
	2. 哺乳期膳食	掌握				
	3. 哺乳期常见营养问题	掌握				
四、婴幼儿营养	（一）婴儿期营养			案例教学	1	
	1. 婴儿期生理特点	了解				
	2. 婴儿期营养需要	了解				
	3. 婴儿期膳食	掌握				
	（二）幼儿期营养			理论讲授	1.5	
	1. 幼儿前期生理特点	了解				
	2. 幼儿前期营养需要	掌握				
	3. 幼儿期膳食	掌握				
	4. 婴幼儿营养中应注意的问题	掌握				
	（三）幼儿期营养			理论讲授	1.5	
	1. 幼儿期生理特点	了解				
	2. 幼儿期的营养需要	掌握				
	3. 幼儿期膳食	掌握				
	4. 幼儿期营养中应注意的问题	掌握				
五、学龄前儿童和学龄儿童营养	（一）学龄前儿童和学龄儿童生理特点			理论讲授	1	
	1. 生长和发育	了解				
	2. 心理发育特点	了解				

续表

单元	教学内容	教学目标		教学活动	参考学时	
		知识目标	技能目标		理论	实践
五、学龄前儿童和学龄儿童营养	（二）学龄前儿童和学龄营养需要			教学录像	1	
	1. 能量	掌握				
	2. 蛋白质	掌握				
	3. 脂肪	掌握				
	4. 无机盐	掌握				
	5. 维生素	掌握				
	（三）童年期膳食			理论教学	1	
	1. 童年期合理膳食	熟悉				
	2. 童年期常见营养问题	掌握				
六、青春期营养	（一）青春期生理特点			理论讲授	1	
	1. 生长和发育	了解				
	2. 消化和吸收功能	了解				
	（二）青春期营养需要			讨论教学	1.5	
	1. 能量	掌握				
	2. 蛋白质	掌握				
	3. 脂类	掌握				
	4. 无机盐	掌握				
	5. 维生素	掌握				
	（三）青春期膳食			讨论教学	1.5	
	1. 青春期膳食	熟悉				
	2. 青春期膳食常见营养问题	掌握				
七、老年营养	（一）老年人生理特点			理论讲授	1	
	1. 代谢变化	了解				
	2. 消化循环系统变化	了解				
	3. 心理变化	了解				
	（二）老年人营养需要			理论讲授	1	
	1. 能量	熟悉				
	2. 蛋白质	掌握				
	3. 脂肪	熟悉				
	4. 无机盐	掌握				
	5. 维生素	熟悉				

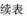

续表

单元	教学内容	教学目标		教学活动	参考学时	
		知识目标	技能目标		理论	实践
七、老年营养	（三）老年人的膳食			理论讲授	1	
	1. 老年人的合理膳食	掌握				
	2. 老年人营养应注意的问题	熟悉				
八、特定环境人群营养	（一）高温环境人群营养			理论讲授	1	
	1. 高温环境对人体代谢的影响	了解				
	2. 高温环境人员的营养需要	掌握				
	3. 高温环境人员的膳食原则	熟悉				
	（二）低温环境人群营养			理论讲授	1	
	1. 低温环境对人体代谢的影响	了解				
	2. 低温环境人员的营养需要	掌握				
	3. 低温环境人员的膳食原则	熟悉				
	（三）高原环境人群营养			理论讲授	1	
	1. 高原环境对人体代谢的影响	了解				
	2. 高原环境人员的营养需要	掌握				
	3. 高原环境人员的膳食原则	熟悉				
	（四）有毒害作业人群营养			案例教学	1	
	1. 铅作业人员的营养	熟悉				
	2. 苯作业人员的营养	熟悉				
	3. 汞作业人员的营养	熟悉				
	4. 粉尘作业人员的营养	熟悉				
	5. 农药作业人员的营养	熟悉				
	（五）噪声环境作业人群营养			理论讲授	1	
	1. 噪声对人体代谢的影响	了解				
	2. 噪声作业人员的营养需要	熟悉				
	（六）放射性损伤人群营养			理论讲授	1	
	1. 辐射对营养素代谢的影响					
	2. 营养素对辐射损伤的防护作用	熟悉				
	3. 放射性工作人员的营养需要	熟悉				

五、说明

（一）教学安排

本课程标准主要供中等卫生职业教育农村医学专业教学使用,第3学期开设,总学时为

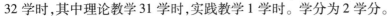

32 学时,其中理论教学 31 学时,实践教学 1 学时。学分为 2 学分。

（二）**教学要求**

1. 本课程对知识部分教学目标分为掌握、熟悉、了解三个层次。掌握:指对基本知识、基本理论,有较深刻的认识,并能综合、灵活地运用所学知识解决实际问题。熟悉:能够领会概念、原理的基本含义,解释现象。了解:对基本知识、基本理论有一定认识,能够记忆所学的知识要点。

2. 本课程重点突出以岗位胜任力为导向的教学理论,在技能目标分为能和会两个层次。能:能独立、规范地解决实践技能问题,完成实践技能操作。会:在教师的指导下能初步实施技能操作。

（三）**教学建议**

1. 本课程依据农村医学岗位的工作任务、职业能力要求,强化理论实践一体化,突出"做中学、学中做"的职业教育特色,根据培养目标、教学内容和学生的学习特点以及职业资格考试要求,提倡多种教学方法,利用校内外实训基地,将学生的自主学习、合作学习和教师引导教学等教学组织形式有机结合。

2. 教学过程中,可通过测验、观察记录、技能考核和理论考核等多种形式对学生的职业素养、专业知识和技能进行综合考评。应体现评价主体的多元化,评价过程的多元化,评价方式的多元化。评价内容不仅关注学生对知识的理解和技能的掌握,更要关注知识在临床案件中的运用与解决实际问题的能力水平,重视职业素质的形成。